유용우 한의사의
맨발걷기
처방전

유용우 한의사의
맨발걷기 처방전

초판 인쇄 2024년 5월 15일
초판 발행 2024년 5월 20일

지은이 유용우
펴낸이 김태화
펴낸곳 파라사이언스(파라북스)
기획편집 전지영
디자인 김현제

등록번호 제313-2004-000003호
등록일자 2004년 1월 7일
주소 서울특별시 마포구 와우산로29가길 83 (서교동)
전화 02) 322-5353   팩스 070) 4103-5353

ISBN 979-11-88509-75-1 (13510)

* 값은 표지 뒷면에 있습니다.
* 파라사이언스는 파라북스의 과학 분야 전문 브랜드입니다.

유용우 한의사의
맨발걷기 처방전

유용우 지음

맨발걷기는 유산소운동, 기순환운동,
경락과 경혈의 자극, 땅과의 접지,
수승화강을 완성하는 운동입니다.

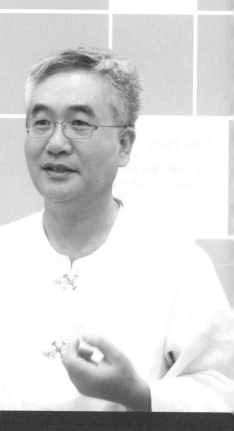

생명의 순환고리를 완성하는 맨발걷기 처방전

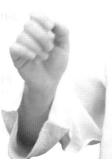

자생력 회복
치유의 힘을 얻어
스스로 치유된다!

아동 · 청소년
조화와 균형을 이룬
성장을 완성한다!

수험생
머리가 맑아지고
집중력이 살아난다!

노약자
본래의 구조와
기능을 회복한다!

파라사이언스

　최근에 많은 사람들이 맨발걷기를 합니다. 저 역시 평범한 중년으로서 건강관리를 위해 맨발걷기를 하고, 한편으로는 한의사로서 환자분들에게 치료를 위한 보조수단과 재발방지를 위한 건강관리 수단으로 맨발걷기를 권합니다.

　제가 맨발걷기를 시작한 것은 대략 27년 전의 일입니다. 1997년 일산 호수공원에 마련된 '맨발걷기마당'을 접하면서부터죠. 흔히 지압길이라고 부르는 곳입니다. 보행자용 길을 달리거나 산책을 하다가 지압길을 몇 바퀴 돌고 집으로 돌아오면, 발바닥이 편하고 몸이 가벼워지는 것을 경험했습니다. 그렇게 일상생활에서 저는 맨발걷기와 친해졌습니다.

　맨발걷기를 한의학과 결합하기 시작한 시점은 2006년 즈음입니다. 한의사로서 맨발걷기가 치료의 보조수단이 될 수 있겠다는 생각을 하면서죠. 구체적인 계기가 있었습니다. 두통에 시달리는 어린이 환자들의 완치를 위한 방법을 찾다가 맨발걷기를 떠올린 겁니다. 실마리는 침과 뜸의 바탕이 되는 경락經絡에서 얻었습니다.

　어린이 중에 비장脾臟, spleen이 약해 고초를 겪는 아이들이 있습니다. 비장이 약한 아이들은 장운동이 느려 때가 되어도 배고파지 않고, 조금만 먹어도 금방 배가 부르다고 하고, 음식이 안 먹혀서 입에 물고 있거나 딴짓을 하기도 합니다. 또 한편으로는 한숨이나 하품이 잦으면서 머리가 무겁거나 띵하다는 소리를 자주 하고 심하면 두통을 호소하기도 합니다.

이렇게 비장이 허약해 두통을 호소하는 아이들은 비교적 순탄하게 치료되지만, 문제는 쉽게 재발된다는 것입니다. 두통이 반복되면 어느 순간 두뇌의 기질적 이상을 의심해 정밀검사까지 받기도 합니다. 그래도 원인을 발견하지 못하면 오히려 더 불안해하기도 하죠. 이렇게 반복되는 어린이 두통을 확실하게 치료하는 방안을 찾는 중에 맨발걷기에 대한 재발견을 했습니다.

한의학의 핵심 치료방법은 일구이침삼약一灸二針三藥으로 정리할 수 있습니다. 뜸이 1이요 침이 2이며 약이 3이라는 뜻인데, 이 가운데 침 치료를 위한 인체의 시스템이 12경락十二經絡과 경혈經穴입니다. 12경락과 기경팔맥을 심도 있게 공부하면서 비장을 튼튼히 할 수 있는 실마리로 맨발걷기를 생각한 것입니다.

맨발걷기는 자연과 인간의 관계에 대해 한의학과 동양학문의 기본적인 개념에도 부합합니다. "발은 땅과 접해 만물과 소통하면서 지기地氣를 흡수하여 장부와 조직의 구조를 튼튼하게 하고, 손은 사물事物과 접해 공간의 기운과 소통하면서 인체의 기능機能을 활발하게 하며, 머리는 하늘과 통해 천기天氣를 받아들여 정신을 온전히 한다."는 것입니다.

맨발걷기는 발바닥이 땅의 기운을 흡수해 인체의 구조를 튼튼하게 한다는 내용을 기반으로 합니다. 이러한 의미를 한의학적 측면으로 한정하여 해석하면 발바닥의 경락을 자극하면 장부의 구조가 튼튼해진다는 의미를 포함하고 있죠. 이를 비장과 연결하여 해석하면 엄지 발가락과 연결된 발바닥 아치를 자극하면 비장이 튼튼해질 수 있다는 말이 됩니다. 실제로 한방치료와 맨발걷기를 병행한 결과 두통의 치료가 빠르게 이루어졌으며 재발되지 않았습니다.

일상생활에서 나아가 치료의 보조수단으로 맨발걷기를 실천하고 권하면서 의식을 확장하다 보니, 시골에서 보낸 어린 시절이 떠오르고 멀게는 우리의 조상인 원시인의 생활이 연상되면서 문명의 발달로 놓친 것이 많다는 생각을 하게 되었습니다.

가령 비장이 약한 아이들이 옛날 시골에서 태어났다면 자연스레 건강하게 되는 기회가 있었을 것입니다. 아침밥을 먹고 앞마당에서 맨발로 뛰어놀고 점심밥을 먹고 맨발로 뛰어놀다 저녁밥을 먹고 자는, 지극히 자연스러운 놀이를 하면서 하루를 보내면 발바닥이 자극되어 몸의 근본 구조가 저절로 튼튼해질 테니까요. 특히 엄지발가락과 아치라인에 있는 족궁의 자극이 자연스레 이루어지면서 비장이 저절로 튼튼해질 것입니다. 선천적으로 비장이 약하게 태어났다 해도 성장과정 중에 충분하게 만회하여 건강한 장부로 완성되었을 테죠.

그러나 현대 도심의 아이들은 신발을 신고 마루와 같은 편평한 곳을 걷기에 비장이 취약한 경우 자연스럽게 튼튼해질 기회를 얻지 못합니다. 그래서 맨발걷기가 유용하죠. 성인의 경우에도 다르지 않습니다. 비장이 약한 분들과 유산소운동을 할 시간이 부족하거나 심장이나 관절의 부담으로 어려움을 겪는 경우 맨발걷기를 추천합니다.

제가 맨발걷기를 추천하는 또 다른 이유는 한의학적으로 원활한 기운氣運 흐름 상태인 수승화강水升火降의 완성을 목적으로 하기 때문입니다. 나중에 자세히 설명하겠지만, 간단히 살펴보면 이렇습니다. 맨발로 땅을 걸으면 우리 몸의 기운이 단전을 중심으로 활발하게 변화합니다. 그 가운데 발바닥이 땅과 접촉하면서 우리 몸의 탁기濁氣의 일부가 발바닥을 통해 빠져나가고, 빠져나간 만큼 땅의 기운이 유입되어 단전으로 들어옵니다. 이를 대주천大周天이라 합니다. 한편으로 발바닥에서 우리 몸의 기운과 땅의 기운이 합해 발가락에서 새로운 기운이 만들어져 전신을 돈 후에 배꼽 아래의 단전으로 귀납歸納하는 과정으로 전신주천全身周天이 이루어집니다. 이러한 대주천과 전신주천의 작용이 맨발걷기의 요체인 거죠.

사실 '땅의 기운'이라는 것이 추상적이라 접근하기가 쉽지 않습니다. 지금 돌아보면 웃음이 나오지만, 대학에 입학할 당시 저는 한의대에 들어가면 단전호흡을 하여 기氣를 기르고 조절하는 과정의 커리큘럼이 있을 것이라 생각하고 단전호흡에 관한 책을 구입해 예습을 했습니다. 그런데 막상 입학하니 그런 과정은 전혀 없더군요.

하지만 기에 대한 호기심을 버릴 수는 없었습니다. 다행히도 당시에 《단丹》이란 책이 출판되어 저자를 찾아가 단전호흡을 배웠고, 한의대 서클 중에 '현무의학회'라는 무술서클에 가입하면서 기氣에 대한 단초를 얻었습니다. 모든 무술의 시작이자 행공 중 하나인 기마자세에서 얻었죠.

기마자세를 정확하게 취하면 어느 순간 몸이 힘들어집니다. 특히 종아리, 무릎, 허벅지가 끊어질 듯 아프고 이내 허벅지가 딱딱해집니다. 당시 3월 초였는데 꽃샘추위에 손은 얼음장처럼 차가워졌습니다. 그런데 어느 순간, 따뜻한 기운이 발바닥에서부터 솟아올라 다리를 부드럽게 풀어주고 몸을 편하게 하면서 손과 손가락을 따뜻하게 감싸주는 게 아니겠어요. 제게는 놀라운 경험이었습니다. 한의학에서 논하는 기氣에 대한 개념을 몸으로 체득하고 머리로 이해하고 받아들이게 된 경험이었습니다. 이를 바탕으로 땅의 기운, 공간의 기운, 하늘의 기운에 대한 개념도 잡을 수가 있었고요.

땅과의 소통으로 지기地氣가 유입된다는 것은 요즈음 많이 회자되고 있는 어싱Earthing과도 맥이 닿습니다. 처음 어싱 개념을 접했을 때 고개를 끄덕이며 수긍하면서도 충격을 받았습니다. 저의 방법이 땅과의 접지 측면어싱에서는 미진했다는 반성을 하게 된 것이죠.

그때까지 제가 주장한 맨발걷기는 걷는다는 행위와 발바닥의 고른 경락 자극을 포인트 삼아, 근처 공원의 지압길을 걷거나 동네 놀이터 모래밭을 걷는 것이었습니다. 야외에서 걸을 수 없는 경우 지압매트를 구입해서 실내에서 걷거나 아니면 실내용 모래밭이나 소금밭을 만들어 걷도록 했습니다. 그러나 어싱 이론을 접하면서 좀더 효과적으로 접지와 경락 자극을 할 수 있는 맨발걷기 방법을 마련했습니다.

맨발로 걸을 때 땅의 기운과 모든 에너지는 흐르는 통로가 존재하고, 목적성을 가질 때 진정한 힘을 낼 수 있습니다. 전기의 흐름이 그러하고 기의 흐름 역시 그러합니다. 따라서 땅의 기운이 우리 몸에 긍정적인 영향을 끼치기 위해서는 통로를 제공하고 목적지를 제공해야 합니다. 한방에서는 단전에 의식을 둠으로써의수단전 기의 흐름을 인도합니다.

따라서 어싱의 관점에 따른 자유전자도 몸으로 유입되어 실질적인 건강에 도움이 되려면 자유전하가 몸에 영향을 끼치도록 방향성을 잡아 주어야 하고 길을 따라 인도해야 합니다. 저는 자유전자를 길을 따라 인도하는 행위가 걷기이며, 방향성을 잡아주는 것이 의수단전意守丹田임을 의심치 않습니다.

이 책은 이 모든 과정을 담고 있습니다.

크게 두 부분으로 나뉘어져 있는데, 1부에서는 맨발걷기를 해야 하는 이유에 대해 알아볼 것입니다. 한의학의 관점과 어싱의 관점에서 맨발걷기가 우리 몸에 미치는 영향과 효용을 구체적으로 살펴봅니다. 2부에서는 맨발걷기를 하는 방법에 대해 알아볼 것입니다. 실외는 물론 실내에서 잠깐 틈을 이용하는 방법까지 찾아봅니다. 또 맨발걷기 후 마무리도 빼놓을 수 없죠.

책을 덮을 즈음 우리 몸에서 이루어지는 기의 흐름을 이해하고 발바닥의 경락과 경혈의 자극이 우리 몸에 미치는 영향에 대한 확신을 갖게 된다면, 이 책으로 제가 이루려는 목표는 다 이룬 것입니다. 이 책의 사명은 거기에 있습니다.

2024. 道林 유용우

1부

왜 맨발걷기인가

1장

맨발걷기의 의미와 효과

맨발걷기는 마라톤의 러너스하이runners' high 같은 일체감을 가장 쉽고 자주 느낄 수 있는 운동법입니다. 몸과 마음이 완전히 하나가 되고, 모든 세포의 활동이 유기적으로 동조되는 느낌, 몸의 가장 충실한 상태라 할 수 있습니다. 이런 충실함이 이어지면 몸이 본래 가지고 있는 구조를 완성하고 바른 기능을 행할 수 있죠. 그래서 맨발걷기는 건강 증진을 위한 여러 운동 중에 가장 쉬운 방법이면서 가장 효과적인 방법이라 할 수 있습니다.

　사람의 몸은 그 몸이 태어난 땅과 둘로 나뉠 수 없다는 의미에서 신토불이身土不二라고 하죠. 일반적으로 이 말은 내가 태어난 지역에서 재배하고 만든 식품이 몸을 건강하게 만든다는 뜻으로 사용하는데, 의미를 확장하면 맨발걷기에 그대로 적용됩니다.

　우리 인간이 만들어지고 진화해온 과정을 보면 명확합니다. 인간의 역사를 돌아보면 맨발과 맨몸으로 땅과 접하고 대자연에 적응하며 산 세월이 압도적으로 깁니다. 옷과 신발을 갖추고 도로를 포장해 맨땅과 차단되어 산 시기는 그에 비하면 아주 짧죠. 그래서 땅과 하나 되어 생활하며 자연에 적응하고 진화해 현대에 이른 우리 인간의 심층 의식과 유전자는 원시인과 크게 다르지 않습니다. 거기에 맞는 식생활과 활동이 주목받는 것도 바로 그 때문이죠.

실제로 많은 전문가들이 맨발로 걷는 것이 우리의 생명과 건강의 바탕이 되며, 먹는 것과 잠자는 것마저도 원시인처럼 할 때 건강할 수 있다고 주장합니다. 이것은 우리 인간의 몸이 맨발걷기를 통해 본래 기능을 발현할 수 있으며, 어린이들은 온전한 성장을 하고 노쇠하기 시작한 분들은 흐트러지고 망가지는 몸의 구조를 복원하고 본래의 생명활동을 충실하게 이룬다는 의미이기도 합니다.

하지만 현대는 여러 요인으로 이러한 생활이 쉽지 않습니다. 그래서 잠시 잠깐이라도 맨발로 땅과 접촉하고 걸으면서 땅과 하나가 되고 땅이 전해주는 기운을 받아 정상적인 생체리듬을 회복하게 하려는 것이 맨발걷기의 목표입니다. 일단 이런 회복력을 갖게 되면 우리의 몸은 이를 유지하려 노력하게 됩니다.

맨발걷기, 이제 시작해 봅시다.

01 맨발로 걸으면
어떤 일이 일어날까?

얼마 전 연휴에 재수할 때 인연을 맺은 친구들과 환갑을 기념하기 위해 태국의 파타야를 다녀왔습니다. 여행 첫날 시차 적응을 할 겸 여독을 풀기 위해 파타야 해변에서 맨발걷기를 했습니다. 왕복 5.6km 정도 되는 긴 해변을 1시간 30분 정도 걸으면서 몸 상태를 점검해 보았죠.

당시 파타야 낮 기온은 대략 30℃로 걷기 시작하니 바로 땀이 비 오듯 흘렀습니다. 호텔에서 얼굴과 손발에 선크림을 바르고 출발했는데, 얼굴에 땀이 나기 시작하니 덥기도 하고 선크림과 혼합된 땀이 눈으로 들어가 따끔거려 그만두고 싶은 마음이 간절했습니다. 음료를 챙겨가지 않아 이러다 탈수가 오지 않을까 걱정도 되었고요.

그래도 포기하지 않고 걷고 있는데 어느 외국인이 말을 걸어왔습니다. 행색이 자기와 같다면서 등에 멘 부직포 가방과 발을 가리켰습니다. 해변에서 벗은 신발을 넣기 위해 들고 나온 호텔 부직포 가방이었습니다. 우린 동료를 만난 것처럼 반가워하며 웃으면서 사진을 찍어 기념했습니다.

이 만남이 힘이 되었나 봅니다. 일단 나선 길이니 해변 왕복을 끝까지 하리라 결심하게 되었으니까요. 계속 걷다 보니 대략 1시간쯤 지나자 더 이상 땀이 나지 않고 더위가 느껴지지 않으면서 몸이 상쾌해 졌습니다. 이론적으로는 물가를 걸었을 때가 맨발걷기의 효과가 가장 좋은데, 해변을 걷다 보니 그 효과가 몸으로 체득되는 느낌이었습니다. 더위마저 극복할 수 있는 힘을 준다는 거였죠.

같은 맨발걷기라 해도 어디에서 어떻게 걷느냐에 따라 효과는 달 라집니다. 한번은 다른 장소에서 걷다 쉬다를 반복하면서 대략 3시간 정도 맨발걷기를 했는데요, 휴대전화 앱이 측정한 바에 따르면 대략 13,000보를 걸었습니다. 하지만 그때는 해안가를 걸었을 때와 같은 상쾌함을 얻지 못했습니다. 이는 당연한 현상입니다. 여러 가지로 설 명이 가능하지만, 중요한 두 가지가 포인트가 있습니다.

첫째, 맨발걷기를 할 때 어느 분기점까지는 쉬지 않는 것이 중요합 니다. 틈틈이 쉬었다는 것은 걷기를 멈춘 것이라 할 수 있죠. 달리기 나 등산과 같은 모든 유산소운동도 마찬가지입니다. 기운순환의 관점 으로 보건 혈액순환의 관점으로 보건, 잠시라도 쉬는 순간 리듬이 흐 트러집니다. 따라서 일정한 분기점을 넘기까지 쉬지 않는 것이 중요 하죠.

둘째, 땅과의 접촉, 달리 말해 어싱Earthing만으로는 부족하다는 것 입니다. 땅과 접촉하면 몸에서 기운의 흐름이 활발해지고 어싱에서 논하는 자유전하가 몸으로 유입됩니다. 그러나 걷기를 통해 땅기운을 인도하지 않으면 우리 몸의 변화는 미미합니다. 따라서 그저 땅과의 접촉이나 실내에서 사용하는 어싱 제품만으로 몸이 건강해지기를 기 대하는 것은 섣부릅니다. 어싱을 통해 무한한 땅기운과 접촉했다면, 올바른 걷기를 통해 우리 몸에 도움이 되도록 이끌어야 한다는 거죠.

🦶 내가 땅과 호흡하며 하나가 된다

맨발걷기뿐만 아니라 모든 운동은 절정 또는 집중력이 최고치에 달할 때 비슷한 경험을 하게 됩니다. 저는 호흡수련이 깊어졌을 때나 맨발걷기가 어느 지점에 도달했을 때 느끼는 이 상태를 '내 몸이 하나가 되는 느낌'이라 부릅니다. 마치 내 몸이 피부라는 겉포장 속은 물과 같은 한 가지 성분으로 되어 있어, 맨발로 걸어 발바닥에 자극을 받으면 발바닥만이 아니라 온몸에 같은 자극을 받습니다. 연못 한쪽에 돌이 떨어지면 반대편까지 파장이 전달되는 것처럼, 발바닥 자극이 몸 전체에 진동을 주는 느낌이지요. 여기에서 그치지 않습니다. 몸과 마음, 호흡과 의식, 잡념마저 일치되는 느낌이 듭니다. 이때의 충만감은 말로 표현할 수 없습니다. 나아가 땅의 기운까지 체득하게 되면 내 몸과 대지가 하나라는 것을 깨닫게 되죠.

맨발걷기는 결국 '나'라는 존재가 '내 발'을 통해 '땅'을 만나는 활동입니다. 그러니 나를 알고, 내 발을 알고, 땅을 알고, 걷는 행위를 알고, 맨발걷기를 실천하였을 때 내가 어찌 되는지를 알면, 건강한 삶을 영위하고 질병을 치료하는 데 도움을 얻을 수 있습니다. 몸으로 체득한 바를 학문적인 토대를 근거로 확인할 때, 혹은 반대로 이론적으로 아는 내용을 몸으로 체득할 때 실행하거나 실행을 지속하는 힘을 얻게 되니까요.

한의학과 동양의 학문에서는 공부工夫를 시작하기 전에 현대적인 스포츠의 워밍업과 같은 개념으로 기마자세를 취합니다. 몸을 단련하는 기본운동과 준비운동의 성격을 지닌 것으로, 이를 수련의 기본이자 시작으로 삼는 것은 기운의 소통이 가장 효과적으로 이루어지기 때문입니다.

기마자세는 몸 내부 기운의 순환과 단전과의 소통을 직접적으로 조절합니다. "발은 땅과 접해서 만물과 소통하면서 땅의 기운을 흡수해 내 몸에 장부와 조직의 구조를 튼튼하게 하고, 손은 만사와 접하면서 공간의 기운을 받아들여 장부와 세포의 기능을 활발하게 하며, 머리는 하늘과 소통하여 천기를 받아들인다."는 자연과 인간의 관계에 대해 한의학과 동양학문의 기본적인 개념을 몸에서 실질적으로 가능하게 하는 효과적이고 조화로운 자세인 것입니다.

본격적으로 공부를 시작하기 전에 기마자세로 마음과 몸을 워밍업해 볼까요. 이때 단전에 의식을 두면 좀 더 효과적입니다.

👣 기운의 변화가 촉발된다

기마자세를 해보셨나요? 쉽지 않은 자세이지만 조금씩 시간을 늘리면서 시도해 보면 제가 말한 기운의 흐름이 무엇인지 경험하시게 될 것입니다.

우리가 인식을 하든 못 하든 이러한 기운의 소통은 일상에서도 끊임없이 일어납니다. 기마자세를 하지 않아도 자연스럽게 주변의 기운과 소통하면서 진기眞氣를 생성하고 진기가 몸 안에서 끊임없이 순환하고 있습니다. 우리는 이러한 진기에 의해 생명활동을 하고 있는 것이고요. 기마자세는 기운의 소통을 좀 더 활발하게 하는 것이지요. 이 같은 기운의 변화가 맨발걷기를 할 때에도 비슷하게 이루어집니다.

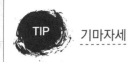
다리를 어깨너비의 1.5배 정도로 벌리고 선 상태로, 호랑이가 땅을 움켜쥐듯이 발가락을 오므리면서 땅과 밀착합니다. 그런 다음 자연스럽게 허리를 낮춰 무릎이 90도 각도로 구부러지게 하고 허벅지가 허리를 중심으로 몸통과 90도가 되도록 하고, 손은 단전 주변에 두어 의식을 단전에 집중하도록 돕습니다. 웨이트 트레이닝의 스쿼트와 유사하지만, 기마자세의 핵심은 의식을 단전에 두는 것과 호흡을 단전까지 이끄는 것입니다.

단전은 단丹이라는 구슬이 있는 곳으로, 배꼽밑 3∼4cm 되는 지점을 가리킵니다. 거기에 커다란 구슬이 있다고 상상하면서 이 구슬을 둘러싼 힘의 역장을 감싸는 형태로 손을 모으며 단전과 기운의 흐름에 의식을 집중합니다. 수련이 어느 정도 이루어지면 단전과 손바닥의 기운이 서로 소통하면서 밀어내고 당기는 자석의 힘과 같은 감각을 느낄 수 있습니다. 겉으로 보기에는 단전 위치에 있는 커다란 구슬이 몸밖까지 투영된 보이지 않는 막을 두 손으로 감싸 안은 듯한 모습이지만, 의식은 단전과 연결된 기운을 감싸 안는다는 데 집중합니다. 수련을 집중해 단전에 기가 모이면 어느 순간 손바닥이 기를 감싸 안는 느낌을 실제로 느낄 수 있습니다.

자세가 잡히면 단전에 마음을 둔 상태에서 편안하게 호흡합니다. 호흡할 때에는 공기를 물이라 생각하며 천천히 들이마시고 내쉽니다. 들이키는 공기가 물처럼 가슴과 배를 통과해서 단점까지 도달해 모이게 했다가, 다시 배와 가슴을 거쳐 코로 내보내는 듯이 호흡합니다. 이렇게 호흡하면 내 몸의 기운과 땅에서 올라온 기운에 더해 호흡을 통해 들어온 공간의 기운까지 단전에서 하나로 모이는데, 이렇게 생성된 기운을 편의상 '진기眞氣'라고 부르기로 하겠습니다. 그리고 이 흐름을 대주천大周天이라고 합니다. 기마자세는 대주천이 가장 효과적으로 이루어지는 자세이고요.

기마자세보다 힘들지 않고 편안하며 단전에 의식을 집중하지 않아도 기운의 소통이 이루어지는 것입니다. 물론 단전에 의식을 두면 좀 더 효과적으로 이루어지고요.

일반적으로 걷기를 하면 손과 발, 몸의 협응이 일어나고, 발바닥의 자극과 신경반사가 이루어집니다. 속도를 조금 빠르게 하면 유산소운동이 이루어지고요. 이때 나타나는 변화를 모두 설명하려면 현재까지 밝혀진 것만으로도 너무 방대합니다. 따라서 여기에서는 기氣의 흐름을 위주로 소개하고, 거기에 부수적으로 이루어지는 현상에 대해 설명하도록 하겠습니다.

맨발로 맨땅을 걷는 것은 우리 몸의 중심(단전)과 지구의 중심의 연결을 튼튼히 하는 의식이라 할 수 있습니다. 맨발걷기를 할 때 모든 현상이 단전을 중심으로 이루어진다고 생각하고 단전을 의식하며 행해야 하는 것은 이 때문입니다.

한 발짝을 때는 순간 단전에서 출발한 기운이 발바닥으로 쑥 내려갑니다. 걷는 행위와 접촉을 통해 단전과 땅이 연결되면서 소통이 이루어지기 시작하는 거죠. 소통의 한 갈래는 우리 몸에서 땅으로 노폐물과 독소가 빠져나가는 것이며, 다른 한 갈래는 땅으로 간 기운이 마중물이 되어 빠져나간 만큼 땅으로부터 땅의 기운이 들어오는 것입니다. 이때 유입된 땅기운의 일부는 단전으로 들어가고, 일부는 발바닥에서 본래의 우리 몸의 기운과 합류하여 발가락으로 가서 새로운 기운으로 완성됩니다.

맨발걷기를 하면 발바닥으로 내려가는 기운이 일상생활에서보다 더 빠르게 많이 내려갑니다. 그만큼 땅이 단전의 기운을 더 빨아 당기는 것이죠. 이것은 반대로 단전이 땅의 기운을 더 많이 빨아 당기는 것이기도 합니다. 그렇게 주고받는 작용이 균형을 이루면서 활발해지는 것이죠.

이때 얼마나 잘 빠져나가는가 하는 부분이 중요합니다. 이것이 기운의 소통에서 시발점이 되고, 나아가 건강과 직결되기 때문이죠. 또 이것은 단전에서 발바닥까지 통로가 열린 정도, 그리고 발바닥 자체의 조절능력을 보여주기 때문입니다. 같은 이유로 어디에서 걷는가도 중요합니다. 내딛는 땅의 빨아당김과 연관된 지기地氣 땅기운가 왕성하고 독성이 없는 한 곳이어야 하겠지요. 그래서 포장되어 있지 않은 맨땅이 중요한 것입니다.

얼마나 잘 빠져나가는지가 겉으로 드러나기도 하는데, 잘 빠져나가는 사람의 특징 가운데 하나는 발 고린내입니다. 몸의 기운이 빠져나갈 때 땀과 더불어 노폐물과 독소도 빠져나가는데, 이러한 흔적으로 고린내가 나기 때문이죠. 따라서 발 고린내가 강한 사람이 보편적으로 건강한 사람이라 말할 수 있습니다.

땅의 기운과 몸의 기운이 만나 새로운 기운으로 완성되는 발가락은 한의학의 경혈에서 오수혈五兪穴, 木火土金水의 분류에서, 완성을 뜻하는 수水의 경혈지점이며 시작을 뜻하는 목木의 경혈지점이기도 합니다.

발가락에서 완성된 기운은 발등을 거쳐 발, 무릎, 허벅지, 엉덩이, 허리를 거쳐 등줄기를 타고 올라와서 머리, 최종적으로 얼굴에 도달합니다. 또 머리로 가는 순간 어깨를 거쳐 손으로도 가 손바닥에 도달하지요. 이렇게 기운이 양부위로 흐르는 길을 '전신주천全身周天'이라고 합니다.

얼굴에 다다른 기운은 다시 목, 가슴, 배를 거쳐 최종적으로 아랫배

배꼽 밑 3~4cm 되는 지점에 있는 단전에 도달합니다. 이때 손에 도달한 기운도 가슴으로 합류해 단전으로 돌아오죠. 단전에 기운이 도달하면 기운 흐름이 하나의 매듭을 이루면서 새로운 시작始終으로 연결됩니다.

기운흐름이 완성되어 하나의 매듭을 이루어지기까지, 다시 말해 다리에서 출발한 기운이 온몸을 거쳐 단전에 도달하기까지 평균적으로 30분 정도가 소요됩니다. 여기에서 단전까지 도달한다는 것은 다리에서 100의 힘으로 보낼 때 100에 근접한 기운이 단전에 도달하였음을 뜻합니다. 맨발걷기를 하면 처음 한 발자국의 걷기로도 단전에 도달하는 기운은 조금씩 활발해집니다.

땅기운과 결합된 진기가 단전에 도달하면 단전에서 증폭되어 한편으로는 다리 쪽으로, 한편으로는 서혜부, 항문 쪽으로 하여 등으로 흘러갑니다. 단전을 뿌리로 증가된 기운이 두 개의 순환 사이클로 흐르는 것이죠. 여기에서 손과 발을 연결하는 전신순환 고리를 '전신주천'이라 하고, 다른 하나는 머리와 몸통을 도는 순환고리로 '소주천'이라 합니다. 이렇게 서로 다른 사이클로 흐르면서 서로 상승작용을 하게 됩니다.

지금까지 설명한 맨발걷기를 할 때 나타나는 몸의 변화를 저의 경험과 한의학적 이론을 토대로 설명한 것이 29쪽의 그림입니다. 이러한 기운의 흐름을 인지하면서 맨발걷기를 하면 걷는 것이 즐겁고 지루할 틈도 없어집니다. 맨발걷기를 하는 동안 몸의 변화를 관찰하면서 스스로 변화를 알아보시기 바랍니다. 맨발걷기의 의미와 재미를 알아가는 동시에 심리적인 보람과 육체적인 건강을 얻게 될 것입니다.

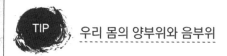

우리 몸의 양부위와 음부위

우리 몸의 겉모습을 한방에서는 음양으로 구분합니다.

양의 부위陽部位는 등 쪽과 남자들의 몸을 예로 들면 털이 나는 부위입니다. 발등과 앞다리의 앞쪽, 허벅지의 바깥쪽, 차렷 자세로 서 있을 때 손과 발의 바깥쪽도 양부위입니다. 또 얼굴에서는 윗입술 위쪽이 양부위입니다.

음의 부위陰部位는 가슴과 배, 그리고 털이 거의 없으면서 접히는 곳입니다. 발바닥과 오금, 허벅지 안쪽, 손바닥과 겨드랑, 차렷 자세로 서 있을 때 손과 발의 안쪽도 음부위이죠. 얼굴에서는 아랫입술부터 목까지가 음부위입니다.

특히 얼굴은 한방에서 인체구조를 논할 때 하늘을 향하는 부위로 몸에서 가장 위에 있는 개념으로 정리합니다. 입을 기준으로 음양, 위아래가 나뉘고요. 또 얼굴은 올라가는 기운과 내려오는 기운의 분기점이 되며, 입은 교차점이 됩니다. 그래서 한방이나 동양학문에서 수련을 할 때에는 반드시 입을 닫고 혀를 입천장에 밀착하도록 권합니다. 기운의 흐름이 원활하게 이루어지도록 하기 위함이죠. 또 건강한 사람들은 순탄하게 흐름이 이어지나, 건강의 애로가 있는 분들은 얼굴에서 기운이 내려갈 때까지 오랜 시간이 걸리기도 합니다.

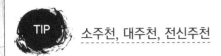

  소주천 : 몸통의 정중선을 따라 앞뒤로 기운이 흐르는 순환고리를 말하며, 단전에서 출발하여 서혜부의 회음으로 내려갔다가 입천장의 승장혈까지 상승하여 다시 단전으로 내려옵니다.

  대주천 : 몸통과 사지를 흐르는 순환고리입니다. 단전에서 서혜부의 회음으로 내려와 양 발바닥의 중심(용천)까지 내려왔다가 땅기운과 소통한 후 다시 하단전으로 다시 올라와, 중단전(옥당혈)에서 양 손바닥 중심(노궁혈)에 이르렀다가 다시 중단전으로 돌아옵니다. 그러고는 상단전(인당)으로 가 머리의 끝(백회혈)으로 올라간 다음 다시 상단전으로 돌아옵니다.

  전신주천 : 그림에서는 하나의 선으로 나타냈지만, 실제로는 10개의 선이 오르내리는 순환고리입니다. 몸통과 팔다리를 연결하는 유기적인 흐름으로 등과 가슴에서 손과 연결되어 복잡한 경로와 하복부와 허리에서 다리로 연결되는 그물망의 기운 흐름입니다. 그림은 다리와 연결된 경로를 알기 쉽게 표현한 개념도입니다. 하복부에서 음경陰經과 연결되어 허벅지 안쪽 종아리를 따라 내려와 발바닥, 발가락까지 도달하고, 발가락에서 양경陽經과 연결되어 발등, 무릎, 허벅지 바깥쪽, 엉덩이, 등, 머리, 얼굴로 흘러, 얼굴에서 다시 음경과 연결되어 흉부 복부로 이어집니다.

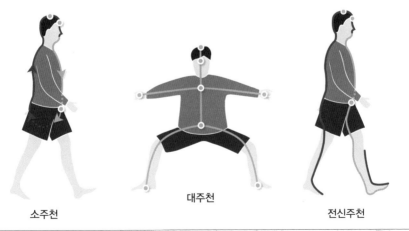

소주천   대주천   전신주천

TIP 맨발걷기를 할 때 몸에서 일어나는 변화

1번 : ━━ 단전에서 허벅지 안쪽, 종아리를 거쳐 발바닥으로 기운이 내려옵니다.
　　　━━ 땅에서 기운이 올라와 발바닥에서 합류하여 발가락으로 흐르면서 새
　　로운 기운을 만들어 발등을 타고 위로 올라갑니다.

2번 : 위로 올라가는 기운의 길을 표시한 것으로, 발에서 허벅지 바깥쪽, 엉덩
　　이, 등을 따라 머리에서 인중 부위까지 올라갑니다.

3번 : ━━ 얼굴에서 단전까지 내려와 단전에서 한 갈래는 다리로 내려오면서 전
　　신주천을 활발하게 하고, 한 갈래는 등으로 흐르면서 소주천 순환을 돕습
　　니다.

4번 : 전신주천 완성도로, 2개의 고리를 보여주기 위한 그림입니다. 실제로는
　　다리 부분의 흐름이 허벅지에서 앞뒤가 아닌 안쪽과 바깥쪽으로 흐르면서
　　옆에서 보면 꼬인 고리가 만들어집니다.

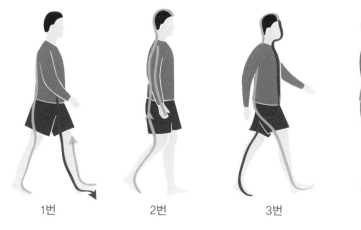

1번　　　　　　2번　　　　　　3번　　　　　　4번

🦶 우리 몸이 완성된다

지금까지 살펴본 것처럼 맨발걷기를 꾸준히 하면 전신주천이 이루어지면서 대주천과 소주천의 흐름을 활발하게 돕고, 기의 순환고리가 협응하면서 원활한 기운의 순환이 이루어집니다. 기운의 순환이 원활해지면 여기에 협응하여 온몸의 장부오장육부 조직이 온전한 생리활동을 하게 됩니다. 이러한 일련의 긍정적인 변화는 구조를 튼튼히 하는 바탕 속에 이루어지는 것으로, 성장기 어린이들에게는 완성된 성장을, 성장을 마친 성인들에게는 온전한 구조의 유지를 제공합니다.

걷기를 가장 효과적으로 하는 방법은 단전에 의식을 집중하고 가늘고 길고 깊은 호흡을 하여 호흡이 단전까지 도달하게 하면서 몸을 관조하는 것입니다. 그러면 몸의 변화와 기운의 흐름을 직간접적으로 인식할 수 있습니다. 맨발걷기를 충실하게 하면서 몸의 변화를 관찰하면 위에서 언급한 기운의 흐름이 느껴집니다. 이러한 현상은 등쪽 척추 라인과 머리 쪽에서 열감과 더불어 왕성해지는 기운의 흐름과 세포 활동성의 증가로 드러나고, 전면의 얼굴과 가슴, 복부로 내려가며 안정된 감각과 활발한 장의 운동성으로 드러납니다. 최종적으로는 이렇게 앞뒤로 일어나는 과정이 통일되어 하나 되는 일체감을 느끼는 것입니다. 물론 이러한 몸의 변화는 개개인의 상태에 따라 달라집니다. 긍정적인 변화도 있지만, '명현'이라고 부르는 몸의 불편함도 드러납니다. 명현에 대해서는 2부에서 자세히 살펴보겠습니다.

단전에 의식을 집중하기 위해서는 먼저 단전의 정확한 위치를 알아야 합니다. 그리고 단전에 대한 확신이 필요합니다. 무술수련을 했거나 단전호흡을 경험한 분들은 문제 될 게 없겠지만, 단전에 대해 전혀 모르는 분들에겐 단전의 정확한 위치를 아는 것도 어려울 수 있습니다. 앞에서도 설명했듯, 흔히 배꼽 아래 3~4cm라고 하지만 그것만으로 찾기 어려울 경우, 수련단체를 찾아가 단전 위치를 알려 달라고 하거나 한의원을 찾아가 석문혈石門穴의 위치를 알려 달라고 하는 것이 무난합니다.

단전의 위치를 파악했다면, 단전에 의식을 두고 숨이 단전까지 내려가도록 가늘고 깊고 길게 호흡하면서 몸 전체를 지켜봅니다. 이때 의식의 7할은 단전에 두고 3할은 전신에 두도록 권합니다.

땅의 기운과 합해진 기운이 단전까지 도달하고 이를 마중물 삼아 온몸의 순환고리가 활발하게 완성되는 것이 맨발걷기의 목표점입니다. 개개인에 따라 다르지만 대체로 30분에서 90분 사이에 목표점에 도달합니다. 그럼 온몸의 순환고리가 완성되었다는 것은 어떻게 알 수 있을까요? 몸에 나타나는 몇 가지 현상으로 알 수 있습니다. 물론 사람마다 정도의 차이가 있으므로 직접 체험하면서 본인의 기준을 잡고 맨발걷기를 완성해야 합니다.

순환고리가 완성되었다는 것을 가장 쉽고 명쾌하게 파악하는 방법은 두 가지가 있습니다.

첫째, 손바닥에 변화가 일어납니다. 손바닥이 붓고 열이 나는 것이죠. 이런 변화를 보이면 온전한 맨발걷기를 하고 있는 것입니다. 이 상태에서 계속 걸으면 손바닥의 부기와 열감이 사라지는데, 이때 맨발걷기의 매듭을 이룬 것입니다.

둘째, 맨발걷기를 열심히 하면 등과 머리를 기준으로 온몸에 열과 땀이 납니다. 땀이 나는 시점은 개개인의 몸 상태와 기온에 따라 다르지만 10분에서 30분 사이입니다. 이때 일부러 땀이 나도록 보온과 방한이 되는 옷을 입는 것도 도움이 되므로 가급적 따뜻하게 입는 것을 추천합니다. 이러한 상태에서 계속 걷다 보면 더 이상 땀이 안 나고 이미 나온 땀도 다 식는 시점이 옵니다. 이때 하나의 매듭을 이룬 것입니다.

이 밖에도 맨발걷기를 하면 다양한 현상이 나타납니다. 기운의 흐름이 왕성하고 통로가 활짝 열린 사람들은 가벼움과 상쾌함을 느끼게 되고, 앞에서 제가 경험했다고 설명한 일체감을 체험하게 됩니다. 그러나 맨발걷기를 시작한 지 얼마 되지 않은 사람이나 기의 흐름이 약하거나 통로가 좁은 사람들은 불편함, 통증, 답답함, 가려움, 열감 등과 같은 위화감이 노출됩니다.

또 맨발걷기를 열심히 하면 기운의 흐름 선상에서 발바닥 자극과 통증에서 출발하여 발바닥 속이 가려운 듯한 느낌, 발목·무릎·고관절·허리·목 등 관절의 통증, 근육의 뻐근함 등이 순차적으로 나타납니다. 기운이 순탄하게 올라오는 사람은 이런 느낌을 거의 인식하지 못하지만, 통로가 막힌 사람은 기운이 올라오려고 하는데 못 올라가면서 답답함을 기본으로 한 거슬림이나 불편함이 인지되는 것입니다. 이러한 과정은 정체된 도로를 지나는 것과 같아서 불편함과 답답함이 진행되다가 어느 순간 탁 열리면서 더 이상 불편하지 않거나 시원함으로 바뀝니다.

발바닥에서 올라오는 기운의 흐름은 머리와 얼굴에서 분기점을 맞이합니다. 머리와 얼굴까지 도달한 기운이 거의 머무름 없이 가볍게 지나가는 사람이 있고, 얼굴에 오랫동안 정체되는 사람도 있습니다.

흐름이 정체되어 오래 머무르는 경우, 머리가 무거운 느낌이나 통증과 같은 불쾌감이 있고 얼굴에서는 주로 눈에 뭐가 낀 것 같은 불편함을 받을 수 있습니다. 이러한 정체가 지속되면 의지意志가 약해지고 지루함이나 귀찮음을 느끼기도 합니다. 이럴 때 '더 이상 하기 싫다', '그만둬야겠다', '오늘은 여기까지가 적당한 거 같다'는 식으로 일종의 타협을 하게 되어 중단하는 경우가 많습니다.

머리와 얼굴에서 찾아오는 고비를 넘기는 것이 무엇보다 중요합니다. 건강관리를 위해 시작한 맨발걷기의 효과를 보려면 이 고비를 넘기는 것이 핵심이라고 할 수 있습니다. 이럴 때 필요한 것은 우직함입니다. 우직하게 걷다 보면 어느 순간에 머리와 얼굴에서 기운이 쑥 내려가죠. 그때 민감한 사람은 이마에 땀이 맺히고 눈과 머리에서 뭔가 한 겹이 벗어지고 맑아지는 느낌, 눈에 낀 것이 사라지는 느낌을 받으며 맨발걷기의 보람을 얻게 됩니다.

이후 목에서 아랫배의 단전까지 도달하는 과정에서도 개인의 상태에 따라 다양한 증상들이 나타납니다. 목에서 끈끈한 땀이 나고 답답함을 느끼기도 하고 가슴의 답답함과 무거움을 경험하며 명치에서 체했을 때와 유사한 답답함, 횡격막을 따라 걸리는 느낌 등을 받기도 합니다. 가장 명쾌한 것은 장의 운동입니다. 대부분의 사람이 일반적으로 장의 운동이 활발해지면서 꾸룩꾸룩 소리가 나거나 방귀를 많이 뀌게 되고, 소화가 안 되던 사람들은 소화기능이 활발해지고 입맛이 없던 사람들은 배고픔을 느끼게 되죠.

맨발걷기를 꾸준히 하면 어느 순간 앞에서 언급한 소주천과 전신주천이 합일된 기의 순환이 온전해지면서 내 몸이 하나로 돌아간다는 느낌을 받습니다. 의식과 기운의 흐름, 그리고 몸의 일체감, 다시 말해 심기체心氣體가 하나로 합일되는 것이죠.

이러한 상태에 도달하면 기운의 통로가 열려 불편함이 사라지고, 몸에 불필요한 것들(남는 체열, 노폐물, 독소 등)이 밖으로 나가면서 몸의 온전한 생리기능을 방해하는 요인들도 사라집니다. 그러면 몸이 안정되면서 편안함과 더불어 다양한 형태로 일체감을 경험하게 되죠.

첫째, 발이 아니라 몸 전체가 걷는다는 느낌.
둘째, 몸의 흐름이 통일되면서 연결되는 느낌, 전율과 같은 현상.
셋째, 기운이 연결되고 내려가면서하기,下氣 느끼는 마음의 안정.
넷째, 잡념이 줄어들고 생각이 온전해져 딴생각이 잘 안 이어지는 안정된 상태.

처음에는 단전에 의식을 두는 것이 쉽지 않습니다. 그래서 마음을 단전에 두는 수련을 따로 하기도 하는데, 이를 의수단전意守丹田이라고 합니다. 수련을 해도 처음에는 기운이 뜨면서 오히려 잡념이 많아집니다. 당연한 일이겠지요. 그래서 수련이라고 하는 것이겠죠. 멈추지 않고 계속하다 보면 어느 순간에 마음이 차분하게 가라앉으면서 단전에 의식이 저절로 집중되는 상태에 이르게 됩니다. 여기에 이르면 마음이 안정되고 명상이 이루어지고 자연스럽게 평화로운 상태가 됩니다.

02 맨발걷기의 의미

우리가 지금 알아보고 있는 맨발걷기는 '맨발로 맨땅을 걷는 것'입니다. 요즘은 맨땅에서 걷는 것과 같은 효과를 실내에서 경험하기 위해 흙은 물론이고 모래나 자갈 등으로 땅과 유사한 환경을 조성하기도 합니다. 이런 경우 맨발걷기라고 할 수 있죠. 하지만 마룻바닥이나 실리콘 지압판, 목재 같은 재료 위를 걷는 것은 맨발걷기에 포함되지 않습니다.

이 같은 조건이 필요한 까닭은 물론 맨발걷기의 효과에 현격한 차이가 있기 때문입니다. 효과를 충분히 보기 위해서는 맨발걷기를 하는 땅, 걷는 주체인 나, 그리고 내 발에 대해 온전하게 아는 것이 필요합니다. 다시 말해, 어디서 어떻게 얼마나 걸어야 내 몸에 좋은, 올바른 맨발걷기가 되는지 알아야 한다는 것이죠.

올바른 맨발걷기에 대한 답은 맨발걷기를 하면 어떤 일이 일어나는지와 관련이 있습니다. 맨발걷기에서 비롯되는 여러 현상을 이해하면 어떻게 하는 것이 좋은지에 대한 답을 얻을 수 있으니까요. 앞에서는 기운의 흐름의 관점에서 맨발걷기를 살펴보았다면, 여기에서는 맨발걷기의 효과를 전반적으로 다루어보겠습니다.

맨발걷기의 효과를 간단하게 요약하면 다음과 같습니다.

① 유산소운동이 됩니다.

② 기순환 운동이 됩니다.

③ 우리 몸이 땅과 소통합니다.

④ 땅과의 접지어싱, earthing가 이루어집니다.

⑤ 몸의 기운과 땅의 기운이 합하여 새로운 기운을 만들어냅니다.

⑥ 경락과 경혈을 자극합니다.

⑦ 발바닥의 신경반사가 일어납니다.

⑧ 정신의 안정과 마음의 흔쾌함, 감정의 순화順和가 이루어집니다.

🦶 맨발걷기는 유산소운동

맨발걷기가 유행하기 전에 건강을 위해 전문가들이 권하는 운동은 달리기, 수영, 사이클, 줄넘기, 등산과 같은 유산소운동이었습니다. 또 일각에서는 걷기도 훌륭한 유산소운동이라 말하고요. 가령 유산소운동 중에 하나인 달리기를 충실하게 하면 심폐지구력을 기르고 혈액순환을 원활하게 할 수 있다고 합니다. 유산소운동의 효과를 가장 단순하고 간결하게 설명한 것이지만, 여기에는 거의 이견이 없죠.

그러면 유산소운동을 충실하게 하기 위해서 심장에 대해서 혹은 혈액에 대해서, 혈관의 구조와 분포에 대하여 알 필요가 있을까요? 결론적으로는 몰라도 됩니다. 유산소운동의 효과를 높이려 할 때 경험자나 아는 사람에게 적당한 운동강도와 운동시간에 대한 코치를 받고 우직하게 실천하면 목적을 달성할 수 있죠. 그러나 인체의 대략적인 구조와 심혈관 시스템에 대해 알고 유산소운동의 개념과 효과를 알고, 정확한 목표를 잡고 운동하면 좀 더 효과적인 운동을 할 수 있으며 부작용과 부담을 줄일 수 있습니다. 이는 맨발걷기에도 그대로 적용됩니다.

그렇다면 먼저 생각해 봅시다. 걷기는 일상적인 활동에 속할까요, 운동에 속할까요? 우리의 일상을 활동과 휴식으로 나누어 볼 때, 걷기는 활동의 기본이라 할 수 있습니다. 물론 오래 걷는 활동을 하면 만보계는 운동했을 때와 같은 높은 수치를 내놓겠지만, 운동했을 때 나타나는 여러 현상은 보이지 않고 피로감만 동반하죠. 그래서 일상적인 걷기는 운동이 되기에는 부족합니다. 단, 맨발로 걷거나, 산을 걷거나, 발가락이 먼저 딛는 형태로 걷는 것은 운동이라 할 수 있습니다.

지금 우리의 논의 대상인 맨발걷기는 효과적인 유산소운동입니다. 이유는 간단합니다. 운동의 기승전결이 명확하죠. 맨발걷기를 하면 일정한 운동부하를 받아 몸의 혈행이 활발해지고 세포의 활동성이 높아지는 과부하가 나타납니다. 그렇게 쉬지 않고 지속해서 어느 분기점에 이르면 일정하고 안정된 혈액순환과 원활한 세포활동이 이루어지는 영역에 도달하고요.

제가 진료실에서 환자분들에게 맨발걷기 이외에 권하는 대표적인 유산소운동은 줄넘기입니다. 줄넘기를 하면 유산소운동의 효과와 더불어 우리 몸의 말단인 발가락에 자극이 되고, 여기에 성장판 자극의 효과가 더해지기 때문입니다. 또 줄넘기는 게으름을 피울 수 없는 운동이기 때문이기도 합니다. 줄넘기를 온전히 하려면 일정한 원심력을 유지하기 위한 기본적인 속도가 필요하고, 이를 위한 적당한 높이의 점핑이 필요하고, 단전을 중심으로 손과 발의 협응이 필요하죠. 이러한 일련의 작용이 이어지지 못하면 줄넘기가 중단되기에 줄넘기가 이어지기만 하면 소기의 성과를 얻을 수 있습니다.

줄넘기를 이어서 계속 하다 보면 대부분 5분 정도부터 힘들기 시작합니다. 10분 전후가 되면 죽겠다 싶은 수준에 이르죠. 숨이 턱까지 차서 숨이 막혀 죽겠고, 심장이 터질 것 같아 죽겠고, 팔다리가 무기력해지고 힘들어 죽겠고, 자꾸 걸리면서 짜증나서 죽겠는 상태가 됩니다. 이 시점을 흔히 유산소운동에서 사점死點이라고 합니다. 이때 절대로 쉬지 않고 꾸준하게 줄넘기를 이어서 하다 보면 어느 순간 호흡이 편해지면서 팔다리가 가벼워지고 줄넘기가 수월해지는 상태에 도달합니다. 사점을 넘어 생생하게 살아나는 시점, 이 시점을 넘겨 5분에서 10분 정도 더 하면 적당한 유산소운동이라 할 수 있죠.

이러한 상황과 분기점은 맨발걷기에도 있습니다. 앞에서 설명한 맨발로 걸었을 때 기운의 변화과정이 바로 그것입니다.

🦶 맨발걷기는 기순환운동

유산소운동은 심장을 중심으로 혈액순환을 원활하게 하는 운동이라면, 기순환 운동은 단전을 중심으로 기의 흐름을 원활하게 하는 운동이라 할 수 있습니다. 앞에서 기의 순환 관점에서 맨발걷기를 다루었는데, 우리 몸에 나타나는 맨발걷기의 효과는 혈액순환의 측면보다 기순환의 측면에서 더 쉽고 정확하게 설명할 수 있기 때문입니다. 또 혈액순환의 관점은 그 효과를 다 담기에 부족하기 때문입니다.

최근에는 맨발걷기를 접지의 관점에서 설명하는데, 이러한 관점으로 본다 해도 혈액순환보다는 기순환이 더 적절합니다. 접지의 기본이 땅과 접하면서 땅의 전압인 0볼트 상태와 연결하여 내 몸 전압을 안정시키고 자유전하를 유입시켜 내 몸의 활성산소가 중화되도록 하려는 것인데, 이것은 실질적으로 기의 작용이기 때문입니다.

동양의 여러 학문과 한방에서도 기氣에 대한 다양한 관점이 있습니다. 예전에는 기에 대한 논의가 '기가 있는가, 없는가'에 맞춰져 있었다면, 지금은 '기를 어떻게 정의할 것인가'에 대한 논쟁이 이어지고 있죠.

물질을 설명할 때 한방에서 논하는 체용體用의 관점은 중의적입니다. 다시 말해 물체物體와 작용作用이 동시에 이루어지는 상태가 물질이라는 것이죠. 사람을 예를 들어볼까요? 우리 몸은 대략 60조에 이르는 세포로 이루어져 있고, 각 세포에는 대략 100억 개의 원자가 있습니다. 또 원자는 전자·중성자·양성자의 결합으로 이루어져 있으며, 이들은 다시 소립자의 결합으로 구성됩니다. 한의학의 기氣는 이러한 물체를 기반으로 물질의 세계가 이루어지도록 하는 '작용'이라 할 수 있습니다.

물론 이것은 기를 설명하는 여러 관점 중 하나입니다. 어떻게 설명하든 중요한 것은 우리가 인지할 수 있는가 하는 문제죠. 그리고 앞에서도 말씀드렸듯, 행공수련이나 단전호흡으로 쉽게 확인할 수 있으며, 맨발걷기로 확인되는 몸의 변화로도 인지할 수 있습니다.

맨발걷기의 의미와 효과는 기순환의 관점에서 보면 쉽고 합리적으로 설명됩니다. 한의학에서는 인간의 생명활동의 토대를 정기신精氣神의 작용과 순환, 다시 말해 정精과 신神의 순환과정, 기氣의 순환과정으로 이해합니다. 이를 바탕으로 인체의 생리작용을 설명하고 치료의 방법을 찾죠.

그럼 한의학에서는 인체를 어떻게 바라볼까요? 우선 우리 인간의 몸에서 주인공이자 중심은 정신精神입니다. 정신을 감싸고 있는 뼈가 있으며 뼈를 보호하는 살이 있습니다. 이러한 뼈와 살의 인체를 몸과 팔다리로 구분하죠. 정신활동을 지지하고 생명을 유지하기 위한 몸통과 머리가 몸이고, 팔다리는 이러한 몸을 보조하는 장치입니다.

우리 몸이 생명활동을 하는 기반은 앞에서 말한 정기신精氣神의 작용과 순환이며, 그래서 정·기·신을 삼보三寶, 세 보물라고 합니다. 삼보는 삼주三珠, 세 구슬에서 다스리는데, 삼주는 우리 몸의 상·중·하 단전에 위치해 있습니다. 먼저 정주精珠는 아랫배에 있는 하단전에서 육체를 조율하고, 기주氣珠는 가슴의 중단전에서 마음과 감정을 조율하고, 신주神珠는 머리의 상단전에서 정신과 생각을 조율하면서 정신활동과 생명을 유지하죠.

삼주三珠는 아랫배와 가슴 그리고 머리에 있지만 서로 떨어진 게 아니라 연결되어 순환하고 변화를 이룹니다. 정精과 신神의 순환과정은 단전에서 출발하여 독맥督脈, 회음부에서 출발해 등과 목을 지나 머리의 정수리를 넘어 윗잇몸 중앙에 이르는 경맥을 따라 등에서 머리로 순환하면서 기운을 만들고 정신精神을 완성하는 과정이며, 얼굴에서 임맥을 따라 하기下氣하면서 신을 안정시키면서 정을 생산하는 과정이죠. 이것이 인간의 생명활동이며 이러한 생명의 고리가 앞에서 설명한 소주천입니다. 또 이런 인간의 생명활동의 모습을 수승화강水升火降이라 합니다. 물로 대변되는 차가움은 올리고, 불로 대변되는 따뜻함은 내린다는 뜻입니다.

맨발걷기에서 우리가 주목하는 다리는 팔과 함께 몸통과 머리에서 이루어지는 정신精神의 생명활동을 보조하는 부가장치입니다. 팔은 내부적으로는 기능이 활발해지도록 촉발하며 외부적으로는 우리의 정신을 투영하는 역할을 하고, 다리는 구조를 튼튼히 하면서 정신을 함양涵養하는 역할을 합니다. 또 다리는 몸을 땅과 연결시켜 지탱하고 이동하게 도우면서, 하단전과 연결을 통해 땅과 기운을 소통하게 하는 통로가 되고 소주천의 순환고리와 합류하여 육체의 구조를 튼튼하게 하죠. 이러한 역할은 좁게는 하단전의 정주精珠의 힘을 길러주고, 넓게는 소주천의 정신精神 순환을 북돋웁니다.

이때 하단전의 기운과 땅기운이 연결되는 기운의 순환은 두 가지 경로로 이루어집니다. 하나는 하단전에서 발바닥의 용천湧泉으로 곧바로 도달해 땅과 소통하는 과정대주천입니다. 또 하나는 전신의 경락이 순환하면서 아랫배, 허벅지 안쪽, 오금, 발목 뒤를 통해 발바닥으로 순환하는 과정 중에 땅의 기운과 소통하는 과정전신주천이죠. 다시 말해, 맨발걷기는 우리 몸의 경맥經脈을 따라 대주천과 전신주천이라는 기운의 흐름을 원활하게 하면서 소주천을 돕는 운동입니다. 이와 유사한 작용을 하는 수련법으로는 행공과 단전호흡이 있습니다.

👣 경락과 경혈의 자극

우리 몸에서 기의 순환은 땅과의 접촉에서 지기地氣와 소통하면서 촉발됩니다. 지기地氣와의 소통을 배제하고 의미를 축소해도 기의 순환에서 맨발걷기의 효과는 설명이 가능합니다. 물체와의 접촉에 의해 발바닥의 경락經絡과 경혈經穴이 자극받으면서 기의 순환이 촉발되니까요. 따라서 단순하게 피부 자극과 경락과 경혈의 지압효과를 염두에 둔다 해도 고르게 자극을 받으려 하면 신발을 신지 않고 평편한 곳을 피해서 다양한 접촉이 이루어지는 맨발걷기를 해야 합니다.

특히 구조와 관련해서 보면 발바닥의 족궁과 발가락의 일부는 부드러운 흙이나 모래, 다양한 모양과 크기의 돌이 아니면 접촉이 이루어지지 않아 경락의 자극을 받지 못합니다. 더욱이 엄지, 검지, 중지 발가락의 경락과 연결된 장부에 미치는 영향을 보아도 마찬가지입니다. 자극이 없으면 선천적으로 약하게 태어난 경우 장부 성장의 기회를 얻지 못하고, 후천적으로 약해진 경우 회복의 기회를 얻지 못하게 됩니다.

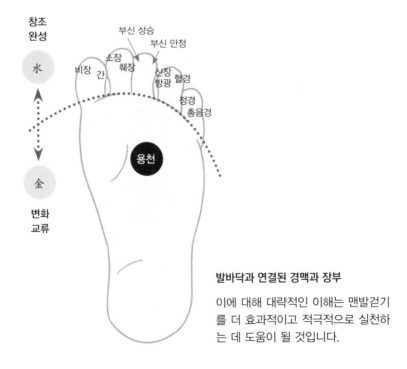

발바닥과 연결된 경맥과 장부

이에 대해 대략적인 이해는 맨발걷기를 더 효과적이고 적극적으로 실천하는 데 도움이 될 것입니다.

땅과의 접지

족궁과 발가락이 땅과 접촉할 기회가 없으면 한의학의 경락 자극과 기의 순환 관점에서도 손해가 되지만, 양의학의 족부 신경반사 관점에서도 손해가 됩니다. 아울러 땅과의 접지의 기회를 놓치는 게 되죠.

양발과 신발, 도로의 아스팔트, 아파트 위주의 높은 주거지 등이 땅과의 접촉을 방해합니다. 이런 접촉 방해로 인한 손실에 대해 한의학이나 풍수의 관점에서 몸에 해롭다는 주장을 하고 이를 수긍하지만 명쾌하게 설명하기 어려운 측면이 있었습니다. 그런데 최근에 접지接地라는 관점으로 접근하여 이를 과학적으로 증명한 어싱Earthing의학이 출현했습니다. 《어싱-땅과의 접촉이 치유한다》에서 클린터 오버는 어싱에 대해 이렇게 정의합니다.

> 어싱이란 지구표면에 존재하는 에너지에 우리 몸을 연결하는 것이다. 말하자면 야외에서 맨발로 걷거나 앉아있기 혹은 대지의 자연적인 치유 에너지를 우리 몸속에 전달해 주는 전도성 장치에 몸을 접촉한 상태에서 잠을 자거나 일을 하는 것이다.

물론 우리의 일상이 자연과 땅과 완전히 동떨어진 것은 아닙니다. 집안에서 맨발로 걷고 맨발로 자면서 생활하고, 물가에 가면 신발을 벗어 물장구도 칩니다. 자연에서 완전히 벗어나지 않았으며 지구를 탈출하지도 않았죠.

그러나 우리 유전자에 새겨진 본래의 생활과는 아주 다릅니다. 아주 오랫동안 우리 인간은 원시인의 생활을 하면서 진화하고 적응했습니다. 현대인과 원시인의 현격한 차이 중 하나는 발바닥에 있습니다. 현대인은 족궁을 비롯한 발바닥 전체의 균형 잡힌 자극의 기회를 놓쳤고, 어싱이라고 하는 땅과의 접지 기회를 놓쳤죠.

어싱의 관점으로 보면, 맨발걷기를 하면 땅으로부터 유입되는 자유전하로 인해 인체 전위가 지구 전위와 같아집니다. 그러면 불안정한 인체 전위로 인해 안정되지 못했던 몸의 기능이 안정되고, 자유전하의 부족으로 활성산소가 중화되어 각종 염증이 완화될 수 있습니다. 현대생활은 그런 기회도 놓치게 만들었습니다.

일반적으로 걷는 운동만 해도 유산소운동이 되어 건강에 충분히 도움이 된다고 주장합니다. 하루에 만보 걷는 것은 더 이상 전문가의 추천이 필요 없을 정도로 건강 상식으로 여깁니다. 휴대폰에 만보계 앱이 기본으로 들어가 있는 것도 그 때문입니다. 발바닥을 자극하면 좋다는 것도 이미 잘 알려져 있습니다. 발을 자극해 주는 안마기계도 다양하게 나와 있죠. 또 최근에는 어싱의 이론을 받아들여 일상에서 접지 효과를 볼 수 있다는 접지 용품들도 출시되고 있습니다.

그러나 온전한 기혈氣血의 순환과 접지, 그리고 그에 뒤따르는 온전한 몸과 마음의 건강을 위해서는 직접 맨땅을 걷는 것이 가장 효과적이라는 건 두말할 필요가 없겠죠.

03 맨발걷기의 작용

지금까지의 내용을 정리하면, '맨발걷기는 경락의 자극과 접지의 효과가 부가된 유산소운동'입니다. 그렇다면 어느 부분에 더 주안점을 두는 것이 좋을까요?

접지의 관점에서 보면, 일단 자연이건 인공이건 어느 정도의 도전율導電率이 제공되는 장소에 접촉하면 더는 가변적인 요소가 없습니다. 그래서 접지를 위한 매트 같은 제품들만으로도 효과를 볼 수 있습니다. 반면 경락의 자극은 어떻게 하느냐에 따라 효과가 완전히 달라지죠. 따라서 건강의 회복이나 증진의 효과를 보려면 좀 더 효과적인 맨발걷기를 해서 경락 자극이 충실해지도록 해야 합니다.

만물(땅)과 소통

발바닥은 만물과 소통하면서 만물의 기운을 흡수해 인체의 구조를 튼튼히 합니다. 이는 거꾸로 소통이 가로막히면 만물의 기운을 흡수하지 못하게 되고 인체구조는 약해지겠죠. 이런 소통을 가로막는 대표적인 것이 신발입니다. 신발을 신으면서 발바닥 중에서도 엄지발가락과 연결된 옴폭 들어간 아치 부분의 자극이 가장 많이 줄어들었습니다. 이곳은 한방에서 비장과 연결된 경락이 흐르는 지점으로, 비장은 우리 몸의 재활용 공장이며 조혈의 중심이고 면역의 총사령관 역할을 하는 곳입니다.

맨발걷기는 이렇게 줄어든 소통의 일부를 회복하는 것으로 건강을 한 단계 상승시키는 운동방법입니다. 이를 위해 소통의 기본 틀을 알아 두는 것이 필요합니다.

첫 번째로 발바닥과 발가락의 구조적 위치 개념을 알아볼까요.

한의학뿐만 아니라 동양의 학문에서는 오행의 이치를 중요하게 여깁니다. 오행이란 우리가 흔히 일상에서 접하는 목·화·토·금·수木火土金水입니다. 목木은 매사의 시작을 상징합니다. 화火는 전개와 전달·진행을 하고, 토土는 조절과 조화를 꾀하죠. 그리고 금金은 소통과 변화를 추구하며, 수水는 완성과 정리를 합니다. 그러니까 오행은 인간과 천지자연의 변화 모습을 단순하지만 명확하게 설명하는 자연의 원리인 것입니다.

우리 몸도 예외가 아니어서 오행의 원리가 적용됩니다. 정신精神을 완성하는 과정에서 이루어지는 목화토금수의 구분이 있고, 몸을 보조하는 팔다리에서도 목화토금수의 구분이 있습니다. 더불어 팔다리와 몸을 연결해주는 손에서는 팔과 어깨까지, 다리에서 허벅지와 골반까지에도 목화토금수가 있습니다.

발바닥은 금金과 수水의 영역입니다. 몸에서는 신神을 완성하는 방향성 속에서 뒷머리와 정수리 주위의 머리도 금金과 수水의 영역에 속합니다. 다리에서 발가락과 발등에 속하는 영역은 몸에서 얼굴에 해당합니다. 따라서 발바닥과 발가락이 지기地氣와 소통해 활성화되면

금수金水의 기운이 왕성해지고 같은 기운의 영향을 받는 두뇌 부위도 기능이 활발해집니다. 그리고 두뇌의 흐름이 활발해지면서 기본적인 정신활동과 창조적 정신의 영역이 넓어지죠.

둘째, 발바닥에서 땅의 기운과 직접적인 소통이 이루어진다는 것을 인지해야 합니다.

앞에서 알아본 것처럼, 대주천의 흐름은 용천혈을 중심으로 땅기운과 소통하면서 이루어지는 것입니다. 땅기운과 소통은 최근에 활발하게 논의되는 어싱(접지)의 작용과 유사하며 몸의 구조를 튼튼하게 한다는 개념과 부합합니다. 다시 말해, 발바닥이 땅과 소통하면서 몸의 중심인 단전이 강화되고 기운의 흐름을 활발해진다는 것입니다.

셋째, 발바닥에 속한 경락의 자극으로 연결된 장부 기능이 활성화된다는 것입니다.

한방에서 몸에 흐르는 기운의 통로를 경락經絡이라 하며 통로가 넓은 대표적인 길을 12정경十二正經과 기경팔맥奇經八脈이라 합니다. 이외에도 많은 경맥과 혈이 있으며 최종적으로 모든 세포까지 연결된 세맥細脈이 있습니다.

전통적으로 넓은 통로인 12정경과 이곳에 속하는 경혈 위주로 침 치료를 하였기에 다른 통로에 대한 언급이 미미했습니다. 하지만 특수한

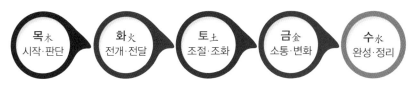

오행의 이치

경우 12정경을 벗어난 곳에 침을 놓기도 하는데, 이런 경우를 경외기혈經外奇穴에 시술한다고 표현합니다. 이처럼 예외적인 시술이 이루어지는 혈穴자리도 결국은 기운의 통로에 있는 혈자리입니다. 언급이 미미하다 하여 12정경과 기결팔맥만 있는 것은 아니라는 말입니다.

실제로 발바닥에 국한해서 살펴보면 이렇습니다. 먼저 10개의 발가락 좌우에 큰 기운의 통로가 각각 있습니다. 여기에 발바닥을 통과하

 TIP **모든 일상 활동의 기본은 세상과의 소통**

건강을 위해 기본적으로 돌아봐야 할 사항은 많습니다. 무엇을 주안점에 두고 어떤 관점에서 보느냐에 따라 달라지니까요. 포인트는 자신의 존재를 보존하고 유지하는 것과 더불어 '외부와 얼마나 원만한 소통을 하는가' 하는 것입니다.

소통의 첫째는 호흡입니다. 우리 몸에 필요한 충분한 산소의 공급과 더불어 자연지기自然之氣를 흡입하고, 이산화탄소와 함께 탁기濁氣를 배출하는 것입니다. 호흡의 원활함과 여유는 건강의 기초가 됩니다. 호흡이 원활한 사람은 심폐 기능이 뛰어나고 호흡기 질환에 여유를 가지죠.

두 번째는 음식물의 섭취입니다. 우리 몸은 외부로부터 음식물을 섭취해 영양을 취해야 유지와 활동의 에너지를 얻습니다. 필요한 양을 충분히 섭취하고 소화·흡수·활용할 수 있는 능력과 더불어 찌꺼기를 대변으로 변환해 자연에 환원하는 소통이 필요합니다.

세 번째는 사람 그리고 세상과의 소통입니다. 이는 정신이나 감정과 같은 관념적 소통을 말하며, 한의학에서 논하는 기氣의 소통이기도 합니다.

이러한 소통은 아침에 일어나 세수를 하면서 오관을 여는 가장 기본적인 활동에서부터 시작되고, 손발의 움직임에 의해 만물과 직접적인 소통이 이루어집니다.

는 경락과 발등을 통과하는 경락이 각각 있으니, 결국 발에는 20개의 경락이 있는 것입니다. 좌우를 합하면 40개의 경락이 있는 것이죠. 손바닥 역시 마찬가지로 20개의 경락이 있고, 좌우를 합하면 40개의 경락이 있습니다.

이러한 손과 발의 경락들은 서로 연결됩니다. 십선혈+宣穴과 팔간혈八間穴이 이를 뒷받침하는데, 십선혈은 각 손발의 끝단을 말하며, 팔

 TIP <u>손바닥은 만사와 소통합니다.</u>

손은 우리 몸의 행동과 일의 도구입니다. 모든 일萬事의 시작과 끝이 손에서 시작하여 손에서 마무리됩니다. 그러므로 몸의 기능의 표징이며 한의학적으로 기의 시작과 끝을 상징합니다. 그래서 한의학에서는 "손은 만사萬事와 소통하여 기의 순환을 원활케 한다"라고 말합니다.

손의 움직임과 혈액순환은 모든 세포의 기능, 장부의 기능을 활발하게 하도록 유도합니다. 이는 역방향으로도 적용됩니다. 온몸의 세포 활력이 넘치고 장부 기능이 활발하면 손의 움직임이 활발해지고 세상 모든 일을 능수능란하게 할 수 있다는 거죠. 한방에서 몸의 기능이 저하되어 병증이 나타났을 때 침針을 통해 기능을 촉발하는 치료를 하는 바탕에는 이러한 사실이 있습니다. 손 상태를 통해 장부의 기능 변화를 파악하는 것도 마찬가지입니다.

"피아노를 치면 두뇌가 발달한다."는 말이 있죠. 같은 맥락의 말입니다. 손의 활동이 온몸의 전체적인 기능을 활성화하며, 특히 손끝의 자극은 머리와 두뇌의 기능을 활발하게 작용하게 한다는 거죠. 따라서 일상에서 손의 움직임(노동, 활동)이 적으신 분들은 적절한 손 운동을 통해 세포와 오장육부의 기능을 일깨울 수 있도록 도와야 합니다.

간혈은 손가락 사이 겹치는 곳을 말합니다. 다시 말해, 십선혈은 손가락의 좌우를 연결하는 선에서 끝단이면서 중심인 곳이고, 이는 손가락과 발가락 각각 좌우의 경락이 끝에서 연결된다는 것을 보여주는 혈자리입니다. 또 팔간혈은 마주 보는 손가락과 연결된 선의 중심으로, 이역시 서로 연결된다는 것을 보여주죠.

다리에 연결되어 흐르는 기운의 통로인 경락은 발바닥에 10개의 큰통로가 있습니다. 맨발걷기를 하면 기운의 통로가 자극되면서 이와연결된 우리 몸의 조직과 세포의 기능이 활성화됩니다. 발바닥과 연결된 장부는 구조가 튼튼해지면서 몸의 공장工場 역할을 원활하게 수행하게 됩니다. 발바닥을 통과하는 경락과 연결된 장부를 구체적으로살펴보면 이렇습니다. 간과 비장은 엄지발가락과 연결되어 있고, 소장과 췌장은 검지발가락, 부신은 중지발가락, 신장과 방광은 약지발가락, 생식기는 소지발가락과 연결되어 있습니다.

우리 몸에는 장부만 있는 것이 아니죠. 한방의 개념으로 정기신혈精氣神血로 표현되는 인체는 음양陰陽의 조화로 구조와 조직을 이룹니다. 경락經絡은 이러한 인체의 구조와 조직, 정신에도 실질적인 영향을 주고요.

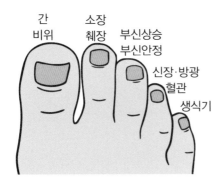

간
비위

소장
췌장

부신상승
부신안정

신장·방광
혈관

생식기

발가락과 연결된 장부

노폐물 제거

맨발걷기를 하면 발바닥을 통해 지기地氣를 받아들이는 동시에 우리 몸의 노폐물을 내보내게 됩니다. 건강한 사람과 발을 많이 사용하는 사람은 효과적으로 노폐물을 내보내기 때문에 몸을 깨끗이 하고 건강을 유지하는 데 부담이 적습니다.

반대로 발바닥을 통해 노폐물을 배출하지 못하는 경우, 노폐물이 쌓이는 부담과 더불어 노폐물에 의해 혈액순환의 통로가 막히고 기순환 통로마저 좁아져 점점 악화하는 악순환의 고리를 겪게 됩니다.

그럼 노폐물이란 무엇일까요? 어떻게 제거할 수 있다는 걸까요? 대략적인 노폐물의 정의와 노폐물 제거방법에 대해 알아보겠습니다.

건강을 잃는 데에는 여러 가지 요인이 있겠지만, 크게 구분하면 방해인자가 있거나 자생력이 부족해서라고 할 수 있습니다. 여기에서 방해인자를 노폐물이나 독소라 할 수 있고, 자생력 부족의 요인 중 하나를 자유전자라 할 수 있습니다. 다시 말해, 노폐물은 인체 기능을 방해하는 요소를 뭉뚱그려 표현하는 말입니다. 이런 방해인자만 사라져도 우리는 스스로 건강해질 수 있습니다.

노폐물을 몇 가지로 분류할 수 있습니다.

먼저, 음식물에 기반해 만들어진 때와 독이 있습니다. 우리 몸에서 소화하지 못하고 활용하지 못하고 남아서 기능을 방해하는 지방과 탄수화물 잔여물이 때입니다. 소화, 해독, 동화, 배출을 못하는 단백질 잔여물과 중금속 잔여물은 독이 됩니다.

다음으로, 호흡에서 비롯된 독소가 있습니다. 몸에서 제거되지 못한 일산화탄소, 이산화탄소 등이 있고, 너무 많으면 여러 문제를 일으

TIP 노폐물을 제거하는 다양한 방법

동의보감에서 전하는 노폐물 제거하는 방법, 도창법

한방의 치료법이자 노폐물 제거법인 한토하汗吐下 3법이 발전하여 하나의 법으로 승화된 것이 도창법입니다. 도창법이란 장과 위의 찌꺼기를 싹 씻어내는 비법으로, 음식에 의한 노폐물을 제거하는 방법이죠. 음식이 심하게 상하지 않아도 우리 몸 안에 머물러 있는 담痰과 어혈瘀血이 조금씩 몰려서 여러 달이 지나면 비위脾胃가 깨끗하지 못하게 될 수 있습니다. 그러면 소화가 제대로 안 되고 여러 성인병이나 만성질환 등이 드러날 수 있죠. 그럴 때 활용하는 방법입니다.

도창법은 쇠고기를 졸여서 만든 하천고霞天膏 또는 자기 소변을 이용한 윤회주輪廻酒를 사용합니다. 소고기를 사용한 하천고 처방은 영양분이 많고 성질이 따뜻하고 평순한 쇠고기를 사용해 우리 몸을 튼튼하고 생기 있게 하며, 마른 것을 윤택하게 만들고 허손된 것을 보하면서도 장의 노폐물과 독소를 제거합니다. 조화와 균형의 묘를 살린 기가 막힌 방법으로, 지금도 활용되고 있습니다.

노폐물을 씻어내는 물

우리가 무심히 마시는 물은 생명을 유지하는 근원입니다. 그래서 우리 조상들은 건강뿐만 아니라 능력이나 성격 등을 물과 연관시켜 '산 좋고 물 좋은 곳에서 인재가 배출된다'라고 생각했고, 우리의 먹거리도 물이 좋아야 상등품이 생산된다고 믿었습니다.

또 물은 모든 것을 씻어내어 정화시킨다는 의미를 지닙니다. 물을 마셨을 때 시원함을 느끼는 것은 단순한 목마름을 해소하기 때문만은 아닌 거죠. 그러니 물 가운데 유독 시원함을 충족시켜 주는 물이 몸과 정신을 맑게 하는 좋은 물로 평가됩니다. 시중에 판매되는 생수 가운데 암반수가 많은 이유가 여기에 있습니다. 암반수는 상온에서 마셔도 시원함을 느끼게 해주데, 대부분 차돌이나 수정 암반을 통과한 것들입니다.

예로부터 한방에서 주목하는 물도 수정암반을 통과한 옥정수玉井水입니다. 옥정수는 "옥나는 티셔 쉽는 물"로 성질이 온순하고 맛이 달며 깨끗해서 독이 없습니다. 산에 옥이 있으면 풀과 나무에도 윤기가 돈다고 하죠. 이 물을 오랫동안 마시면 오장육부가 윤택해지고 체내의 노폐물이 빠져나가며, 머리털이 희어지지 않는다고 합니다. 우리나라 암반수는 주로 차돌(석고) 암석에서 주로 나는데, 이 물도 맑고 깨끗하며 몸을 정화할 수 있는 물입니다. 비유하자면, 차돌의 정화가 수정이요 수정의 정화가 자수정인데, 수정을 옥에 대입하면 적당한 이미지를 떠올릴 수 있을 것입니다.

중용수, 사랑의 소금물

중용수中庸水는 간이 맞은 물을 말합니다. 보통 물은 소금기가 없으면 아무런 맛이 없다가 소금이 조금 들어가면 싱겁게 느껴지고 많이 들어가면 짜게 느껴지지요. 중용수는 소금을 조금 넣어 짜지도 싱겁지도 않은 상태(염분농도 0.55~0.65%)로 달달하게 느껴지는 물입니다.

중용수의 작용은 인간관계에서 사랑에 비유할 수 있습니다. 그래서 중용수를 '사랑의 소금물'이라고도 하죠. 음식이 간이 맞는 중용수 상태가 되면 재료들이 서로 조화를 이루어 하나의 맛을 만들어 냅니다. 또 음식과 사람을 연결해 소화와 흡수를 시작하게 합니다. 이러한 작용을 적절하게 활용하면 우리 몸의 불균형과 부조화를 조절해 바로 잡을 수 있게 됩니다. 특히 소금물이 통과하는 소화기의 불협이 심할 때 특효의 작용을 하는데, 심한 구토나 설사. 복통, 변비 등에 활용하면 효과를 체감할 수 있습니다.

키는 활성산소도 여기에 포함됩니다. 한편으로 호흡기를 통해 유입되는 세균, 바이러스, 알레르기 요인, 그리고 이것들의 부산물로서 염증이 여기에 속합니다.

마지막으로, 한방에서나 양방에서나 모두 인지는 하지만 해소에 어려움을 겪는 마음의 앙금, 울화 등과 같은 정신과 마음의 찌꺼기가 있습니다.

이 모든 것을 통칭하여 노폐물이라 하였을 때, 만병의 원인은 노폐물일 수 있다는 것을 수긍하게 됩니다. 그리고 우리 몸은 본래 발바닥으로 노폐물이 빠져나가도록 만들어졌다는 것을 이해하면, 맨발걷기를 하면 노폐물이 제거된다는 것을 쉽게 이해할 수 있습니다.

양방의 관점에서 노폐물 제거를 접근하면 몸의 기능을 방해하는 요소는 활성산소와 염증입니다. 현대인의 질병 중 약 90%가 활성산소와 관련이 있다고 알려져 있으며, 구체적으로 암·동맥경화증·당뇨병·뇌졸중·심근경색증·간염·신장염·아토피·파킨슨병, 자외선과 방사선에 의한 질병 등이 여기에 속합니다. 맨발걷기를 통해 유입된 땅기운은 이런 활성산소를 중화시킬 수 있는 자유전하를 무제한으로 제공합니다. 따라서 맨발걷기는 가장 강력하고 풍부한 항산화제를 공급하고, 우리 몸의 기능을 손상시키는 활성산소를 줄이는 운동입니다.

염증 역시 마찬가지입니다. 만성염증에 대한 설명 가운데 땅과 단절되면서 자유전하의 유입이 차단되어 전자 결핍이 발생하여 자유라디칼이 횡포를 부리는 것이라는 설명이 있습니다. 자유라디칼이 건강한 주변조직을 계속 공격하면서 악순환이 이어져 만성염증과 자가 면역반응을 불러일으킨다는 것이죠. 맨발걷기를 하면 이런 염증이 줄어듭니다. 맨발로 걷기를 충실하게 하면 겉으로는 부종이 줄어드는 것을 느낄 수 있고, 속으로는 무겁거나 매운 느낌의 감소를 가져옵니다.

어싱에서는 이러한 현상을 두고 발밑의 땅이 '최초의 항염제'라고 표현합니다. 지구상에서 가장 큰 항염제는 행성 표면 자체이고, 이 항염제를 획득하는 가장 좋은 방법은 맨발걷기인 거죠. 이는 한방에서 말하는 노폐물 중 하나인 염증을 배출하는 것과 같은 이치입니다.

자생력 향상

맨발걷기의 결과로 얻어지는 땅기운의 유입, 수승화강의 완성, 단전의 기운단련은 모두 한 가지 목표를 향하고 있습니다. 본래의 구조를 완성하고 본래의 능력을 발휘하며 본래의 힘을 회복하는 것이죠. 이것을 한방에서는 자생력自生力이라 합니다.

자의와 타의는 하늘과 땅 차이

일의 효율과 결과를 말할 때 스스로 하는 것과 억지로 하는 것의 차이는 일상에서도 쉽게 느끼는 바입니다. 억지로 하는 일에 긍정적인 결과는 드물지만, 스스로 하는 것에도 다양한 결과의 차이는 생깁니다. 억지로 하는 것에는 핑곗거리만 생기지만, 스스로 하는 것에는 목표가 생기고 극복의 대상이 생기고 즐거움과 결과가 다가오기 때문이죠.

흔히 "천재는 노력하는 자를 이길 수 없고, 노력하는 자는 즐기는 자를 이기지 못하고, 즐기는 자는 미친 자를 이기지 못한다."라고 하죠. 자발적으로 어떤 일을 행하는 모습의 단계를 말하는 것인데, 내면에서 우러나와 어떤 일을 할 때 저절로 부지런하고 집중할 수 있으며 즐거울 수 있다는 것을 강조합니다. 대표적인 영역이 공부와 건강입니다. 스스로 하는 공부와 억지로 끌려다니면서 하는 공부는 하늘과 땅의 차이가 보이고, 스스로의 의지로 한약을 복용하고 운동을 하는 것과 억지로 한약을 먹고 운동을 하고 금기 음식을 지키는 것은 확연하게 다른 결과를 보입니다.

맨발걷기 역시 마찬가지입니다. 발바닥의 자극으로만 국한할 때, 누군가 마사지를 해주는 방법과 스스로 지압판을 적극적으로 걷는 방법이 있습니다. 아이의 경우, 엄마가 아이의 발바닥을 마사지 해주는 것도 하나의 치료법이 됩니다. "엄마 손은 약손"이니까요. 그런데 지속적으로 마사지를 해주면 발바닥은 외부 자극에 점점 적응하여 효율이 떨어집니다. 반대로 스스로 지압판을 걸으면 능동적인 운동으로 점점 누적의 효과가 커지면서 경맥 자극의 효과는 점점 증진되어 가죠. 자발적인 의지가 건강을 좌우하는 걸 기억할 필요가 있다는 말씀입니다.

하늘과 땅이 돕는, 자생력

다행인 것은 내적인 의지가 발發하는 현상은 인간만이 아니라 만물에서도 이루어진다는 것입니다. 스스로 의지가 약간 부족하다 해도 만물의 의지가 발하는 것과 나의 의지가 발하는 것이 합일되면 커다란 결심決心이 되고, 행할 수 있는 힘을 얻게 됩니다. 만물의 흐름과 동조하면서 스스로의 의지가 단단하면 어떠한 일을 하든 커다란 추진력을 얻게 된다는 말이죠.

만물에서 발하는 생生의 의지는 다양한 모습으로 드러납니다.

첫 번째는 땅에서 이루어집니다. 땅에서도 시작과 끝이 있는데, 연年 단위로 나뉩니다. 우리는 음력과 양력을 동시에 사용하므로 한 해의 시작을 세 번 할 수 있습니다. 한번은 양력 1월 1일로, 한 해의 시작하면서 새로운 결심과 기대와 꿈을 꿀 수 있는 시작점이죠. 또 한 번은 음력 1월 1일로 설 명절입니다. 다시 한번 한 해의 결심을 다질 기회이죠. 마지막 시작은 계절의 요소로 봄의 도래입니다. 봄은 만물이 소생하는 계절로 역시 다시 한번 한 해의 계획과 출발을 하는 기회로 삼을 수 있죠. 이처럼 연 단위의 흐름은 새로운 것을 적극적으로 시작하도록 우리의 의식과 무의식을 돕습니다. 땅의 흐름이 본래 그러하며 이러한 흐름이 지구를 감싸고 있다고 볼 수 있죠. 이런 흐름에 가볍게 동조하면 자발적 의지인 자생력이 살아납니다. 이때 시작만 하면 되는 거죠. 가볍게.

두 번째는 하루의 시작인 아침에 이루어집니다. 실제로 아침에 일찍 일어나면 무슨 일을 해도 능동적으로 할 수 있으며, 잡념과 감정의 기복이 적고 냉철하고 활동적인 시작을 할 수 있죠. 특히 맨발걷기는 아침에 하면 정신을 맑게 하고 의욕을 샘솟게 합니다.

세 번째는 개인적으로는 생일을 비롯한 기념일이 시작점이 될 수 있습니다. 시작점으로 삼겠다는 마음을 먹으면 기념일은 의지가 생生할 수 있는 기회를 제공하죠. 생일의 경우, 두 가지 기준이 있습니다. 하나는 잉태일입니다. 어머니의 뱃속에 잉태되는 날 우리 몸이 만들어지기 시작했으므로, 이날 내적인 자생력이 생하여 어떤 일을 시작하면 추진력을 얻을 수 있다는 관점입니다. 잉태가 1년 되는 날이 신생아들의 100일입니다. 성인들의 경우 100일을 기념하지 않지만 의미를 부여해 볼 만합니다. 다른 하나는 물론 탄생일이고요.

그렇게 보면 우리에겐 새로운 시작을 할 기회가 무척 많은 셈입니다. 1년에 세 번의 기회, 매일 맞는 아침, 개인적으로 기념이 될 만한 날들……. 이런 기회를 시작의 기준으로 삼으면 우리 내면에서 무언가를 하기 위한 의지意志가 생겨나기 쉬우며 추진력을 얻을 수 있습니다.

자생력自生力은 스스로 이루어지는 힘입니다. 그러니 이미 존재하고 있다고 볼 수 있죠. 이처럼 이미 존재하는 자생력이 드러나지 않는다면, 허약함이나 질병 같은 방해인자나 자생력을 보조하는 무언가의 결핍 때문일 수 있습니다. 따라서 방해인자와 결핍요인을 점검해 본 후, 자생력이 살아나도록 '내적인 힘'을 얻어야 합니다. 내적인 힘을 얻기 위해선 흔히 말하는 '밑천'이 있어야 하는데, 그 씨앗은 먹는 것, 자는 것, 사소하더라도 것이라도 기대企待와 희망, 꿈을 통해 얻을 수 있습니다.

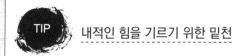

심장을 튼튼히 하는 한약

심장을 튼튼하게 하는 방법은 다양합니다. 한의학적 관점에서 심장은 마음과 하나이면서 정신의 주재자입니다. 따라서 심장이 튼튼해지면 마음이 강인해지고 정신의 활동이 왕성해지죠. 이를 위해 심장을 튼튼하게 하는 다양한 처방이 있는데, 심장 자체를 튼튼하게 해주는 우황공진단牛黃供辰丹과 천왕보심단天王保心丹, 심장을 가장 큰 혈관이라고 보는 관점에서 혈관을 튼튼하게 하고 혈행을 정상화해주는 우황청심환牛黃淸心丸이 있습니다.

숙면으로 얻는 강인한 마음

수면은 휴식과 더불어 회복의 과정입니다. 우리는 잠을 통해 힘力을 만들죠生. 다시 말해 잠만 푹 자도 저절로 힘이 생기는 겁니다. 만약 불면으로 힘든 날을 보내고 있다면 한방이든 양방이든 도움받아 숙면을 취할 수 있는 방법을 적극적으로 찾아야 합니다.

저절로 의지가 생하는 아침형 인간

한의학에서 중요하게 여기는 음양오행 가운데 오행의 원리에 생장화수장生長化收藏의 이치가 있습니다. 여기에서 생生이란 발생發生의 의미로 시작을 가리킵니다. 시기로는 계절로 논하기도 하고, 하루의 시간으로 논하기도 합니다. 하루의 시간으로 보면, 하루의 시작을 열고 몸의 활동과 마음 의지가 저절로 생生하는 시점이 있는데, 바로 오전 5시에서 9시 사이입니다. 따라서 이 시간에 깨어 있고 활동하면 저절로 의지意志가 생하여 무언가를 하려는 힘이 생깁니다.

먹는 즐거움에서 소화력까지

우리가 활동하는 데에는 힘이 있어야 합니다. 그리고 그 힘은 음식을 먹는 것에서부터 시작됩니다. 잘 먹고 잘 소화하고 잘 흡수하여 우리 몸에 필요한 에너지를 얻고 뼈와 살을 충실하게 만들면, 저절로 활력이 살아납니다. 식도락食道樂을 인생의 삼락三樂 가운데 하나로 꼽습니다. 셋 가운데 하나를 잃어버리면 다른 즐거움도 같이 소실되어 가겠지요. 먹는 즐거움은 음식을 아는 것에서 시작합니다. 억지로 먹거나 급하게 먹어서는 알 수 없습니다. 오래 씹으면서 맛을 음미하고 차이를 알아나가는 것에서 식도락이 시작되는 것입니다.

활력을 이끌어내고 싶다면

'서 있으면 앉고 싶고, 앉으면 눕고 싶다'라는 말이 있습니다. 쉽고 편안한 것만 쫓으면 결국 아무것도 할 수 없게 된다는 말이겠지요. 반대로 스스로 누워 있고 싶으면 앉고, 앉아 있고 싶으면 서고, 서면 밖으로 나가 활동을 하면, 또 다른 긍정적인 변화가 진행됩니다. 이리하면 우리 몸이 점점 활력을 되찾고, 그에 힘입어 마음이 안정되면서 긍정적이고 진취적인 사고와 언행이 뒤따르게 됩니다.

04 어린이와 청소년의 맨발걷기 효과

맨발걷기는 자연으로부터 전해 받는 기운과 우리 기운을 동조시키면서 우리 몸을 정상적으로 회복시키고 질병을 치유하는 자생력을 기르는 것을 목적으로 합니다. 접지와 경락자극, 유산소운동이 결합한 맨발걷기의 효과는 상상을 뛰어넘는 기적과 같은 결과를 보여줍니다. 맨발걷기는 남녀노소男女老少 모두에게 적극 추천할 수 있는 운동이지만, 특히 성장기 어린이들의 바른 성장과 노년기 건강유지를 위한 필수운동이라 할 수 있습니다. 이에 대한 구체적인 사례는 너무나 많습니다.

맨발걷기가 가장 필요하고 실질적으로 도움을 받을 수 있는 경우는 성장과정 중에 있는 어린이들입니다. 앞에서 알아보았듯, 맨발걷기는 "몸의 구조를 튼튼히" 한다는 대전제는 성장하는 어린이들에게 구조의 강건함은 온전한 성장을 보증하기 때문입니다. 이는 인류의 탄생과 진화의 역사를 되짚어 보아도 명확한 사실입니다. 우리 인류는 탄생과 더불어 맨발과 맨몸으로 땅을 디디면서 성장해 왔고, 이 오랜 역사는 우리 유전자에 새겨져 있습니다. 그래서 땅과 차단된 현대 도시에 사는 어린이들이 인간이 가진 본래의 성장을 완성하도록 가급적 자연과 더불어, 땅과 더불어 사는 일상이 필요한 거죠.

🦶 어린이의 성장

성장이란 단순히 키가 크는 과정이 아니라 몸을 완성하는 과정입니다. 인간을 크게 구분하면 남녀노소男女老少로 말할 수 있습니다. 이를 풀이하면 어린이가 완성되면 남녀로 분화되고, 남녀의 역할을 완수하면 노인이 되어 생을 완수하는 과정이 인생입니다.

따라서 어린이들이 성장해 인간으로서 완성되어 어린이를 면하는 1차 완성을 하게 되면서 키가 크는 성장이 매듭을 이룬다면, 이후에 남녀의 특성을 확립하면서 체격과 몸매의 완성이 최종적인 성장의 과정이 됩니다. 이러한 과정을 통해 단순히 키만 크고 몸매와 체격만을 성장시키는 것이 아닌 장부를 발달시키고 조화調和와 균형均衡을 이루는 과정이 성장 과정입니다.

맨발걷기는 근원적으로는 구조를 튼튼히 완성하도록 돕고 지엽적으로는 우리 몸의 공장 역할을 하는 간과 비장, 췌장과 소장, 부신을 튼튼하게 합니다. 성장기 어린이들에게 가장 필요하고 가장 효과적인 이유가 바로 여기에 있습니다.

제가 어릴 때만 해도 어린이들은 마당과 냇가에서 맨발로 뛰어다니고 흙장난하며 그야말로 자연스런 성장을 할 수 있었습니다. 반대로 땅과 접촉할 기회는 물론 걸을 기회조차 적은 현대의 어린이들은 이런 자연스런 성장의 기회도 놓치게 됩니다. 그러므로 맨발걷기는 모든 어린이의 성장에 도움이 될 수 있지만, 특히 성장이 미흡한 소견이 있는 아이들에겐 필수적인 운동입니다. 그래서 저는 외적인 성장이 미진한 경우, 성장 부진의 신호인 성장부진통의 증후가 나타날 때 꼭 맨발걷기를 권합니다. 다음과 같은 경우이죠.

① 오래 걷거나 달리면 다리가 아프다.

② 다리가 아파 주물러 주어야 잠을 잔다.

③ 다리가 아파서 깨는 경우가 잦다.

④ 손톱이 잘 깨지거나 손거스러미가 일어난다.

⑤ 식욕이 부진하고 먹는 양이 적다

⑥ 조금만 걸으면 업어 달라고 한다.

⑦ 얼굴에 앳된 느낌이 있다.

⑧ 깊이 잠 들지 못하고 아침에 힘들게 일어난다.

⑨ 아랫배가 차거나 복통을 호소한다.

⑩ 머리가 아프거나 어지럽다고 한다.

성장이란 육체의 성장만을 의미하지 않습니다. 정신적 성숙을 동반하죠. 우리 주변에 자폐증상과 정신발달장애를 앓고 있는 많은 아이들이 있습니다. 제 경우 2002년부터 2년간 발달장애아들을 위한 적극적인 치료를 시도했으나 대부분의 아이들이 뇌성마비가 병행된 상태로 치료효과가 미미하여 포기한 경험이 있습니다. 현재로서는 이러한 아이들에 대하여 한방과 양방 공히 명확한 개선을 위한 치료법이 미미합니다. 그런 가운데 최근에 어싱을 통한 치료 연구가 진행 중이며 양호한 결과가 발표되고 있습니다. 저 역시 한방의 침 치료와 어싱을 결합한 치료를 도모하면서 치료와 관찰을 진행하고 있고요.

🦶 신생아들의 온전한 생체리듬

　신생아 시기에는 밤낮이 바뀌는 경우가 생각보다 많습니다. 아이들이 깊은 잠을 못 자는 경우, 그 모습에 따라 야제증夜啼症과 야경증夜驚症으로 불면증을 구분합니다. 원인은 대부분 유사하나 야제증의 경우는 신생아들에게 나타나는 독특한 모습입니다. 야제증을 보이는 아이들은 수면의 밤낮이 바뀌어 오히려 낮에 잘 자죠. 하지만 대부분 100일 지나면 완화되는 경향을 보입니다.

　야제증은 몇 가지 증상으로 나타납니다. 첫째, 밤에 자지 않고 생생하다가 새벽녘에 잠이 듭니다. 둘째, 약간 보채는 정도로 괴로워하지

TIP　어싱이 이루어지는 목욕

　어싱이 이루어지는 목욕이란 아이들을 목욕시킬 때 땅과의 접지가 이루어지게 하는 것입니다. 여기에는 2가지 방법이 있습니다.

　하나는 욕조에 물을 계속 틀어놓는 것입니다. 대부분 수도관과 연결된 물은 땅과의 접지가 이루어져 있으므로 아이가 목욕하는 곳에 수도관이 연결되거나 수도관에서 나오는 물이 계속 흘러나오면 자연스럽게 접지가 됩니다.

　다른 하나는 방안에서 아이를 목욕시킬 때는 아이용 욕조로 콘센트에서 접지선을 끌어와 욕조물에 담그는 방법입니다.

　이러한 방법을 통해 땅과의 접지가 직간접적으로 이루어지면 아이의 몸과 지구의 전자기장이 동조되어 아이의 생체시계가 정상적으로 돌아가도록 도모하는 것입니다.

는 않습니다. 셋째, 밤낮이 바뀐 경우 대부분 약간의 산통痛을 동반합니다. 넷째, 100일이 지나면서 밤낮이 정상적으로 돌아오기 시작합니다. 간혹 야경증과 복합되는 경우 전형적인 특징이 아닌 잠을 자려 하는데 잠이 안 들면서 계속 보채며 괴로워하는 아이들도 있습니다. 이러한 야제증을 한의학에서는 기체증氣滯證으로 발생하였다고 설명하며, 이 세상 환경에 적응하지 못한 모습이라 말합니다. 특히 밤과 낮의 흐름에 적응하지 못한 것이라는 거죠.

밤낮에 대한 적응은 지구의 전자기장에 동조되는 것과 같은 모습으로 이루어집니다. 성인의 경우 밤낮이 바뀐 직업이나 시차가 큰 지역으로 여행할 때 나타나는데, 영아들의 경우 태어나면서 시차가 적응되지 못하여 야제증 증상이 드러나죠. 야제증은 한의원에서 비교적 쉽게 치료하는데, 어싱의 효과도 기대되는 부분입니다. 영아에게 운동을 권할 수는 없고 어싱이 이루어지는 목욕과 어싱 패드에서의 수면을 추천합니다.

🦶 어린이들의 소화능력

아이들에게 최고의 즐거움은 '맛있는 것을 먹는 일'일 것입니다. 먹는 즐거움은 성인들에게도 3대 욕구의 중 하나를 충족하는 일이지만, 아이들에게는 그보다 더 절대적일 것입니다. 그런데 이런 즐거움을 누리지 못하고 먹는 것이 오히려 부담되어 괴로워하는 아이들이 의외로 많습니다. 때가 되어도 배가 고프지 않고, 입맛도 없는데 억지로 먹어야 하는 부담을 받고, 먹는 즐거움이 없으니, 책이나 텔레비전을 보는 재미를 병행해야 겨우 먹거나, 다른 기쁨을 줄 수 있는 당근을 제공해야 겨우 먹는 거죠.

아이들의 소화능력은 성장하면서 점차 완성되어 갑니다. 소화능력의 발달은 명확하게 눈으로 확인할 수 있는데, 치아의 발달과 더불어 증진되기 때문입니다. 그래서 당장 배고프지 않고 입맛이 없어 적게 먹고 편식하더라도 소화 기능의 완성을 도우면서 기다릴 필요가 있습니다.

그렇다고 마냥 손 놓고 기다릴 수는 없겠죠. 이때 맨발걷기를 하면 소화능력의 증진을 더 기대할 수 있습니다. 특히 소화기능의 2차 발달기인 영구치가 나는 5세 무렵부터 3년 정도만 맨발걷기를 하면서 억지로 먹이지 않으면, 대부분 어린이는 왕성한 식욕과 소화능력을 얻을 수 있습니다. 이는 맨발걷기의 전체적인 작용의 합으로 이루어지기도 하지만, 발바닥의 경락과 연결된 장부 중 소화에 직접적으로 관여를 하는 비장과 췌장의 발달을 도와주기 때문입니다.

🦶 어린이들의 통증

"두통이 얼굴의 광채와 더불어 완전히 사라졌어요."
— 박범* (12세, 남), 두통

소아두통은 이외로 흔하고, 기능성 두통의 경우 쉽게 치료되는 반면 쉽게 재발됩니다. 이 친구 역시 쉽게 치료되고 쉽게 재발되는 전형이었습니다. 원인은 명확합니다. 선천적으로 비장 기능 저하, 과다한 공부에 의한 두뇌 과부하, 음식 부담에 의한 잦은 체기의 반복입니다. 한방치료로 개선되지만 재발이 반복되자, 부모님은 특별한 이상이 있나 싶어 두뇌 MRI까지 찍어보고 다른 치료도 받아보았지만 지속적으로 반복되었습니다.

이렇게 반복되는 까닭은 무엇일까요? 제 생각은 이랬습니다. 누적된 부담이 정리되고 비장의 기능도 살아나 튼튼한 혈구도 만들어지고 두뇌로 혈액 공급도 충실해지면 두통이 사라졌지만, 근본적으로 비장이란 장부의 크기는 커지지 않았다는 것입니다. 이를 위해 장기간 한약 치료도 하고 공진단까지 처방했지만 비장의 볼륨이 커졌다는 소견을 얻지 못했습니다.

이 시점이 제가 인체의 경락에 대한 심도 깊은 공부를 시작하면서 비장경脾臟經의 재발견과 손과 발, 머리의 천지인 소통이 맞물려 돌아가게 하는 맨발걷기를 재조명하게 된 시점이었습니다. 맨발걷기를 비

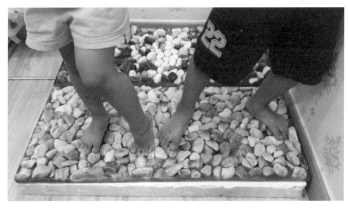

발바닥 경락을 자극해주는 실내용 자갈밭

장이 취약해 발생하고 반복되는 두통頭痛을 치료하기 위한 보조수단으로 삼은 것이죠.

이 친구에게 한방치료와 더불어 맨발걷기를 병행시켰습니다. 볼 때마다 원리를 설명하고 잔소리까지 하면서 맨발걷기를 집중시킨 결과, 2개월쯤 호전의 조짐이 보였습니다. 얼굴빛이 밝아지기 시작한 거죠. 본인과 보호자도 변화를 인지하고 있었습니다. 보름만 더 맨발걷기에 집중해 보자고 했습니다. 그리고 다음 진료 시간에 친구의 얼굴을 보는 순간 절로 이런 생각이 들었습니다. "얼굴 광채란 이런 거구나!"

얼굴에서 광채가 나기 시작하면서 두통은 더 이상 생기지 않았고, 소화력마저 살아나 어지간히 먹어서는 배탈이 나지 않을 정도가 되었습니다. 그 후 이 친구와는 맨발걷기를 성장이 끝날 때까지 계속하자는 약속했습니다.

어린이 만성두통 치료는 제가 맨발걷기를 적극적으로 실천하고 추천하는 계기가 되었습니다. 많은 분께 권해 드렸고, 그 가운데 맨발걷기를 충실하게 실행한 환자분들에게 두통의 치료 혹은 완화, 관절통 감소, 원인을 알 수 없는 통증의 감소 효과가 뚜렷했습니다.

두통을 기준으로 할 때 맨발걷기를 30분 정도 하면 머리가 한 겹 벗겨지는 듯한 가벼움을 느끼며 두통이 완화됩니다. 계속하면 한 겹이 마저 벗겨지면서 머리가 맑아집니다. 그리고 꾸준히 실천하다 보면 두통이 더는 생기지 않습니다.

두통이 더는 생기지 않는 것은 통증의 원인이 제거되었다는 뜻이죠. 이는 달리 말하면, 두뇌에 기혈순환氣血循環, 기순환과 혈액순환의 복합 작용에 막힘이 없는 상태가 된 것입니다. 혈액공급의 측면으로 보면,

혈액순환이 원활해지면서 산소 전달 효율이 높아지고 혈관의 탄력이 높아 머리에 넉넉한 산소를 공급함으로써 머리 부위에서 불통不通의 여지를 제거한 것이라 할 수 있습니다. 두통의 또 다른 요소인 염증과의 인과관계로 보아도 마찬가지입니다. 염증으로 인한 두통은 '맵다'는 느낌과 유사한데, 맨발걷기를 하면 기의 순환에 따라 매운 두통 부위가 얇아졌다는 느낌을 받으며 지속하다 보면 어느 순간 더는 두통이 발생하지 않습니다. 두통이 더는 생기지 않는다 것은 염증수치가 낮아졌음을 의미하며, 염증수치의 증가원인 중의 하나인 활성산소가 줄어든 것을 뜻합니다.

반복되는 두통에 시달리고 계신다면 원인이 무엇이든 맨발걷기를 시작해 보세요. 지금 당장.

👣 어린이들의 평발

평발의 경우 이론적 토대는 명확합니다. 원인은 발바닥 구조를 유지하기 위한 인대의 탄력 저하라 할 수 있습니다. 그래서 발바닥의 기운, 즉 인대의 기운을 살려야 합니다. 한의학에서 발바닥으로 기운이 간다는 의미에는 복합된 뜻이 있습니다. 발바닥에 필요한 영양공급이 이루어진다는 측면이 하나 있고, 발바닥에 나의 의지가 전달된다는 측면도 있습니다. 발바닥까지의 기운의 통로를 열고 기운의 흐름을 촉발하면 평발이 개선될 수 있습니다.

이러한 바탕 속에 평발이 완화된 경우는 경험하였으나 완치의 경험이 없어 확신은 못 했는데, 확신을 갖게 해준 방송이 있었습니다.

EBS에서 방영한 〈세계의 교육 현장〉인데요, '일본, 유아교육 마라톤 아이들' 편에 소개된 오사카의 세이시이 유치원의 맨땅을 걷는 아이들의 평발 치유 사례였습니다. '우리나라 아이들도 유치원이 없던 시절에는 저보다 더 자유롭고 건강하게 놀았는데' 하는 생각을 하면서 평발 치유에 대한 확신을 얻었습니다.

평발은 발바닥 아치족궁, 足弓의 높이가 비정상적으로 낮아져 발바닥이 편평하게 변형된 발 모양을 말합니다. 한쪽 발에는 26개의 뼈, 41개의 인대와 20개의 근육, 수백에서 수천 개에 이르는 신경과 혈관들이 거미줄처럼 얽혀 있습니다. 족궁은 몸무게로 인해 발바닥이 받는 충격을 흡수 및 분산시키며 인체에 가해지는 역학적인 힘을 최소화합니다. 그런데 족궁의 높이가 내려앉는 현상을 동반하면서 불안정하게 하중을 견디다 보면 어느 순간부터 제대로 된 기능을 못 하게 되고 통증과 함께 기능 이상이 발생합니다. 대부분 평발은 저측底側 종주인대 spring ligament, 용수철 인대: 발의 아치를 지지해주는 인대가 느슨하여 발생하지만, 원인을 알 수 없는 경우가 더 많습니다.

👣 어린이들의 코피

"쌍코피가 사라졌어요."
— 김재* (9세, 남), 코피, 비염

양 콧구멍에 휴지를 넣은 아이가 진료실로 들어왔습니다. 아이도 태평하고 엄마도 그러려니 하는 표정으로 들어오는데, 그 모습이 아이러니해서 저도 모르게 웃음이 나왔습니다. 아이가 수시로 코피가 나고 쉽게 멈추지 않아 탈지면과 휴지로 막는 것이 일상화되었다 합니다. 코피 치료에 대해 설명하면서 코피가 날 때의 대처법도 알려주었습니다.

코피는 특수한 경우를 빼고는 모세혈관의 출혈입니다. 따라서 쉽고 빠르게 지혈이 될 수 있죠. 그런데 지혈이 더딘 것은 지혈을 방해하는 요인인 물기가 있기 때문입니다. 그러니까 콧물이 지혈을 방해하는 거죠. 따라서 코피가 나면 바로 코를 풀어서 지혈을 방해하는 요소를 제거해야 합니다.

코피가 날 때 지혈을 위한 응급처치법

아무리 가벼운 코피라도 실질적인 혈액의 유실이기에 먼저 지혈을 해주어야 합니다. 그리고 반복된다면 적극적인 치료와 대책이 필요하고요. 지혈을 위해서는 먼저 코를 풀어 지혈을 방해하는 콧물을 제거해야 합니다. 코피가 난다면 이렇게 하세요.

① 먼저 코를 풀어 콧물을 제거합니다.

② 코 앞부분을 엄지와 집게손가락으로 꼭 잡고, 코 부위를 얼굴 뼈 쪽으로 5분 정도 누릅니다.

③ 이때 고개는 뒤로 젖히지 않고 앞으로 숙이고, 머리가 심장보다 높은 위치에 있도록 앉습니다. 누울 때는 머리를 높게 합니다.

④ 보통 코피는 15분~30분 사이에 지혈되지만, 1시간 이상 지속될 경우 즉시 병원으로 가서 진료를 받아야 합니다.

어린이의 코 점막 상태는 2가지 특징이 있습니다. 하나는 코의 구조와 점막이 아직 완성되지 않은 상태라는 거죠. 그래서 기능이 불안정할 수 있습니다. 다른 하나는 콧속의 혈관이 점막 표면에 아주 가까워서 작은 충격에도 출혈되기 쉽다는 것입니다. 그러다 보니 코를 조금만 부딪치거나 재채기하거나 코를 심하게 풀어도 코피가 쉽게 날 수 있습니다.

기본적으로 코피는 점막의 손상과 혈관의 탄력 저하가 바탕이 된 상태에서 일어납니다. 점막의 손상은 비염 증상이 대표적이며, 혈관의 탄력 저하는 심혈관 기능 저하와 비장의 기능 저하가 대표적입니다. 이런 바탕에서 열과 외부적 요인이 더해지면 코피가 나는 것이죠. 열이 치밀어 오거나, 울화가 폭발하거나, 머리가 무겁거나 두통이 동반되는 상황, 코를 비비거나 후비는 상황 등이 코피를 촉발하는 요인이 된다는 겁니다.

맨발걷기는 코의 점막을 튼튼히 하고 모세혈관의 탄력을 개선하는 역할을 충실하게 할 수 있습니다. 아울러 비장 기능을 개선해 혈액 공급에 여유를 제공합니다. 코피가 빈발하는 아이들은 적절한 치료와 더불어 맨발걷기를 하게 하면 재발이 거의 이루어지지 않는 완전한 치료효과를 볼 수 있습니다.

수험생들의 집중력

수험생들의 경우는 특별히 맨발걷기를 적극적으로 권장합니다. 맨발걷기가 꼭 필요하기 때문이기도 하지만, 늘 시간에 쫓기는 수험생들에게는 유일하게 할 수 있는 운동이기 때문이기도 합니다.

산더미 같은 공부와 시험에 대한 압박 외에 수험생들에게 가장 힘든 것은 수면부족입니다. 늦게 자고 조금 자죠. 어떻게 버티겠습니까? 순수하게 육체적으로만 수면을 고려하면, 9시에 잠이 들어서 최소한 8±2시간은 자야 합니다. 그래야 몸을 충실히 회복하고, 머리를 맑게 하며, 남아 있는 성장의 여력이 꽃을 피웁니다.

그러나 현실은 너무 삭막해서 많은 학생이 새벽 2~3시에 잠자리에 들거나 하루 3~4시간밖에 못 잡니다. 현실과 타협을 해도 1시에는 잠을 자야 밤사이에 피로에서 회복하고 두뇌를 정리할 수 있습니다. 한방이나 양방, 건강보조식품의 도움이 필요한 경우도 있습니다.

결국 과도한 공부로 두뇌 피로가 극한에 이르고 수면시간마저 부족하면 아침에 일어날 때 비몽사몽이고 오전을 몽롱하게 보내게 됩니다. 오전 시간은 우리 인간에겐 머리가 가장 명료하게 돌아가는 시간이기에 너무 아깝고 안타까운 일이죠. 그래서 저는 꼭 맨발걷기를 하라고 권합니다.

우선 맨발걷기는 머리를 맑게 해줍니다. 한방에서는 인간의 생명활동을 육체肉體, 기운氣運, 정신精神의 순환으로 이루어진다고 설명하며, 이를 수승화강水升火降이라 합니다. 건강하고 원활한 정신활동의 기반은 건강한 육체의 활동성인 거죠. 따라서 적절한 활동 혹은 운동을 할 때 공부도 건강하고 효율적으로 할 수 있는 거죠. 이는 예전에 산사山寺에서 승려들이 무술武術을 익히거나 기마자세를 비롯한 수련을 한 것과도 상통합니다. 하루 종일 독경讀經과 참선參禪으로 허약해진 육체肉體를 단련하는 방편이었던 거죠.

수험생들에게 현실적으로 가장 무난하면서 효과가 좋은 것이 맨발걷기입니다. 일정 시간 맨발걷기를 하면 수승화강을 이루면서 머리를 탁하게 하는 요소를 한 겹 두 겹 벗겨 머리가 가벼워지고 맑아집니다. 더구나 맨발걷기는 공부와 병행이 가능합니다. 걸으면서 가벼운 암기 과목 공부할 수도 있고, EBS 청강이나 오디오 수업 듣기 등을 할 수 있으니까요. 또 잠들기 전에 가볍게 맨발걷기를 하면 그 자체로도 건강에 도움이 되면서 수면의 질이 개선되는 겸사겸사 이익을 볼 수 있습니다.

👣 빌딩증후군

"비염이 산소부족 때문이라는 건 생각도 못 했어요 ."
— 유* (18세. 남) 빌딩증후군

이 친구는 비염으로 내원했습니다. 보통의 비염은 아침에 증상이 가장 심하고 다음은 자기 전에 증상이 나타납니다. 낮에는 비교적 양호한데 이 학생은 낮에 더 심했습니다. 정확하게 어떤 상황에서 비염 증상이 심한지 물으니, 독서실에서 공부할 때라고 합니다. 콧물과 재채기가 심해 자기도 힘들고 주변의 눈치로 견디기 힘들다고 하더군요.

이 학생의 경우 비염과 더불어 내부적인 혈액순환 저하, 비장의 산소공급 효율 저하가 상존하는데, 엄청 예민하기까지 했습니다. 스스로 표현하기를 건물의 냄새를 맡을 수 있다고 하는데, 어떤 때는 건물에 들어가는 순간 '답답한 냄새'를 느낀다고 합니다. 독서실에서 공부하다 보면 어느 순간 콧물이 많아지고 가슴이 답답해지면서 열이 나고 머리가 뒤집힐 것 같아 더 이상 공부를 할 수 없다고 했습니다. 이러한 상황에 대한 설명을 들은 후, 독서실에 있을 때는 여닫을 수 있는 창문 옆자리에 앉아서 창문을 수시로 열라 했더니, 이미 그러고 있다고 했습니다.

처음 내원할 때에는 비염을 원인으로 짐작해서 비염치료를 원했지만, 이 모든 상황을 들은 후에 저는 산소공급의 인과관계를 설명하고 맨발걷기를 강력하게 권했습니다. 다행히 실내 맨발걷기는 공부와 병행을 할 수 있기에 적극적으로 권할 수 있었습니다.

이 학생의 비염을 일으킨 것은 빌딩증후군이었습니다. 빌딩증후군은 빌딩에서 일하거나 거주하는 사람에게 집단으로 발생하는 신체적·정신적 증상을 말하는데, 주로 두통, 현기증, 잦은 기침, 눈·코 가려움, 코 시큰거림, 피부 발적, 전신 피로, 무력감 등의 증상을 보입니다. 대체로 실외로 나오면 증상이 나아진다는 것이 특징이죠. 원인은 실내 공기 중에 있는 오염물질 노출로 인해 발생한다는 주장과 심리적 요인 때문에 발생한다는 분석이 있습니다. 한편으로 냉난방 효율을 위해 환기를 제대로 하지 않을 때 주로 발생한다고 설명하기도 합니다.

호흡은 우리가 살아 있다는 강력한 증거입니다. 호흡이 생과 사의 경계점인 거죠. 그러니 호흡을 한 번 할 때마다 우리는 거창하게는 생명을 호흡하는 것이고, 국소적으로는 산소를 흡수하고 이산화탄소를 배출하는 것입니다.

어떤 이유에서든 세포에 산소가 부족해지면 두통, 현기증, 잦은 기침, 눈·코 가려움, 코 시큰거림, 피부 발적, 전신 피로, 무력감, 열감, 답답함, 구역감 등등의 증상이 드러납니다. 빌딩 내의 산소농도가 문제가 되어 이와 같은 현상이 나타날 때 이를 빌딩증후군이라 하는 거죠. 공간의 산소가 부족하여 세포에 충분한 산소공급이 어려우면 이를 메우려고 호흡량이 늘어나면서 한숨이나 하품이 나고 답답함을 느끼다가 심해지면 심장까지 산소공급이 부족해지는 비상사태까지 발생합니다. 이렇게 되면 심장의 불안정하고 빠른 박동을 비롯해 열감, 무기력, 질식할 것 같은 불안감, 두통 등을 느끼게 됩니다.

빌딩증후군은 중앙 냉난방과 중앙 공기정화를 하는 건물이나 층고가 낮고 인구밀도가 높은 곳에서 자주 나타납니다. 이와 유사한 증상으로 차멀미와 공황장애가 있죠.

빌딩증후군의 치료과 관리로 가장 효과적인 방법이 맨발걷기를 통해 산소공급 능력을 기르는 것입니다. 맨발걷기는 혈액순환의 개선, 튼튼한 혈구의 생성, 혈구의 점도 개선 등의 효과로 산소농도가 낮은 공간에서도 여유 있는 산소공급이 가능하게 해줍니다.

그러나 맨발걷기를 추천하는 더 중요한 요인이 한 가지 더 있습니다. 빌딩증후군을 호소하는 분들은 강도 높은 유산소운동이 거의 불가능하다는 것입니다. 호흡이 가빠지는 유산소운동을 일정 시간 계속하기 힘들기에 걷기 정도만 가능하며 실질적인 개선을 돕기 위해서는 맨발걷기만이 유일한 해결책이죠.

05 노년층과 중장년층의 맨발걷기 효과

 최근 평균수명이 100세를 향해 달려가고 있습니다. 그러나 건강수명은 70대 초중반에 불과합니다. 유병 기간을 제외한 건강수명을 따지지 않더라도, 나이가 들면 어느 순간부터 오관의 감각이 저하되고 기력이 딸리기 시작하며 근골이 약해지는 증상을 절절히 느낍니다.

 보통 남녀 공히 노쇠화를 자각하기 시작하는 시점의 특징이 몇 가지 있습니다.

 첫째, 노안의 시작입니다. 노안의 시작을 기점으로 오관의 감각이 서서히 감퇴하기 시작하죠.

 둘째, 늘 하던 일도 귀찮아집니다. 이때 전체적인 세포의 활동성이 저하되기 시작하며 특히 체중 증가가 시작됩니다.

 셋째, 수면의 질이 저하됩니다. 수면의 질을 한마디로 표현하면 회복력이라 할 수 있습니다. 수면의 질이 떨어져 회복력이 저하되면 별거 아닌 증상들도 회복 속도가 느려지고 질환으로 진행되기 쉽죠.

 넷째, 근골筋骨의 약화입니다. 근육의 소실이 눈에 보이는 경우가 발생하며 스스로 근력의 감퇴를 자각하기 시작하는 것이다. 그러면서 관절의 통증과 변형이 하나둘씩 드러나기 시작한다.

 다섯째는 식욕의 감퇴와 식사량의 저하입니다. 인생삼락 중의 하나인 식도락의 즐거움이 감퇴하면서 의욕마저 저하되기 시작합니다.

여섯째는 갱년의 증상입니다. 남녀 공히 갱년기가 다가오면서 몸과 마음의 변화를 겪습니다. 특히 여성분들에게 명확하게 드러나죠.

맨발걷기는 이런 변화를 개선하고 완화하며 지연시킬 수 있습니다.

👣 오관의 감각

"이물감이 사라지고 눈이 밝아졌습니다."
　　— 저자 유용우

저의 경우 40대 후반부의 어느 시점부터 몇 가지 경험을 하면서 '내 인생도 이제 내리막이구나' 하는 자각을 했습니다. 가장 먼저 찾아온 변화는 책을 손에 들면 저절로 안경을 벗게 되는 것이었습니다. 근시여서 평소 안경을 쓰고 생활하는데, 책을 읽으려면 글이 선명하게 보이지 않아 안경을 벗어야 했던 거죠. 다른 하나는 텔레비전 시청과 독서를 동시에 하기 어려워진 것입니다. 책을 보다 텔레비전을 보면 화면이 선명하게 보이지 않는 것입니다. 시간이 지나면 선명도가 살아나기는 했지만, 그러다 다시 책을 보면 책 읽는 것이 피로해졌습니다.

드디어 '노안이 시작되었구나' 하는 자각과 함께 '이제부터 내 몸은 하향길을 가는구나!' 하는 두려움과 슬픔이 엄습했습니다. 그게 다가 아니었습니다. 눈에 뭐가 낀 느낌과 피로가 점점 더 심해지고 눈물이 나기도 했습니다. 이렇게 계속 가면 연세 높으신 환자분들이 호소하는 눈이 침침한 상태에 이르게 될 터였습니다.

저는 재수할 당시 결핵을 앓았고 그 후유증으로 심한 결막염을 경험해서 눈에 대해 늘 염려했고 미세한 변화를 민감하게 인지했습니다. 그래서 눈의 피로와 시력의 변화가 생기면 이를 해결하기 위해 바로 한약을 복용하고 수면시간을 조절하는 등 즉각적인 조처를 했습니다. 그런데 어느 순간부터 맨발걷기가 첫 번째 방책이 되었습니다.

눈에 피로감이나 이물감이 인지되면 저는 맨발걷기를 합니다. 10분에서 20분 정도 하다 보면 이물감이 오른쪽부터 서서히 사라져 왼쪽으로 몰리다 정리됩니다. 전체적으로는 이물감이 한 겹 두 겹 풀리며 사라지는 느낌이죠. 이는 맨발걷기를 충실하게 한 대부분의 환자분이 이구동성으로 말씀하시는 내용이기도 합니다.

맨발걷기가 노안이 사라지게 하지는 못합니다. 하지만 시력 저하를 막아주고 눈의 피로를 해소하며, 눈물이 나거나 침침한 것을 해소해 줍니다. 이런 효과는 눈에 국한되지 않습니다. 이명과 청력감퇴 환자에게도 개선효과가 뚜렷했습니다. 노년기에 드러나는 오관의 감각 퇴화를 지연시키고 일부 개선시키는 효과를 얻을 수 있는 거죠.

수면의 질

"비오듯 흐르는 땀과 더불어 불면증이 사라졌어요."
― 강경* (70세, 여), 불면증

이 분을 처음 진료한 때는 2018년입니다. 심한 피로감, 특히 눈의 피로가 심하고, 불면증을 호소하시면서 방문하신 분입니다. 완전 불면이 아니었지만, 잠드는 데 오래 걸리고 수면 중 자주 깨시는 수면 불안정을 보이셨어요. 갑상선 수술, 자궁적출 수술, 디스크 수술, 당뇨·고혈압 등의 기존 병력에 연로하신 분이셨는데, 한약과 침 치료, 맨발걷기를 병행하도록 하였습니다. 맨발걷기는 발바닥 아프고 힘들다 하시면서 중도 포기하고, 한약과 침 치료를 꾸준히 받아 조금 개선된 상태로 치료가 마무리되었습니다.

그러다 2021년 다시 방문하셨습니다. 얼굴을 보는 순간 불면증이 심각해졌다는 걸 바로 알겠더군요. 진맥하며 "어떻게 되신 거예요?" 하고 여쭈니 3일 동안 한숨도 못 잤다고 하시더군요. 얼굴을 비롯한 전신부종 상태에 전신통을 호소하시는데 자못 심각해 보였습니다. 그래서 이번에는 꾸준히 치료받고 맨발걷기를 죽어도 하겠다는 약속을 받았습니다.

10일이 지나 진료 시간에 오시지 않아 전화를 드렸더니 다 나으셨다고 하셨습니다. 불면증 소견에 정도가 심하여 쉽게 나을 수 있는 상태가 아닌데 치료받기 힘드셔서 그런가 의문이 들어 따님에게 전화를 드렸습니다.

"어머님 상태가 빨리 치유될 게 아닌데 다 나으셨다고 하시네요. 혹 금전적인 부분 때문에 치료를 중도에 그만둔 것 같아 안타깝습니다. 한번 알아봐 주십시오."

그랬더니 즉답하시더군요.

"엄마가 한약 먹고 맨발걷기를 하는데 이틀째에 맨발로 걸으실 때 얼굴에 땀을 비 오듯 흘리시더니 그날부터 잠을 잘 잔다 하시던데요."

저는 평소 '세상 최고의 수면제는 운동 후 기분 좋은 나른함'이라고 말해 왔습니다. 모든 유산소운동을 충실하게 하면 최고의 수면제를 얻는 것입니다. 수면의 질 역시 개선되고요. 특히 맨발걷기의 수면 개선 효과는 극적인 측면이 있습니다. 불면증으로 방문하는 환자분들 중에 이 분처럼 불면증 치료가 극적으로, 심지어 허무하다는 생각이 들 정도로 쉽게 이루어지는 경험을 종종 합니다.

그래서 40세 이상의 수면장애를 겪는 환자분들에게는 한약의 처방과 침 치료를 병행하며 맨발걷기를 필수운동으로 추천합니다. 맨발걷기를 충실하게 실천하시는 분들 대부분이 효과를 보는데, 심지어 하루 만에 완쾌되었다고 하시는 분도 있습니다. 이런 분들은 거의 공통적으로 이렇게 말씀하시죠. "맨발걷기를 열심히 했더니 어느 순간 머리와 얼굴에서 땀이 비 오듯이 흐르고 다음부터는 잘 자게 되더라." 모든 분이 다 그런 것은 아니지만, 이처럼 쉽고 빠르게 불면증 치료가 이루어지는 분들이 종종 있죠.

한방에서는 불면증이 신神이 불안하여 안정되지 못하고 정精과 합일되지 못하여 따로 놀면서 잡념이 많아지면서, 또 심心이 불안하여 안정되지 못하고 마음이 흐트러지고心亂 감정이 불안정해지고 심기心氣가 불편해지면서 발생한다고 봅니다. 이를 달리 표현하면 소주천의 수승화강에서 화강火降의 과정이 온전하지 못하여 신神과 심心이 단전까지 이르는 기운의 흐름을 이탈하면서 발생한다는 것입니다.

화강의 과정은 단전의 기운 상태에 따라 달라집니다. 한방에서 단전을 우리 몸의 생체 배터리라 표현하기도 합니다. 태어날 때 가장 왕성하게 만들어져 인생을 살면서 기운이 줄어들다 0에 수렴하면 생이 마감됩니다.

어린이들은 단전의 기운이 왕성하고 화강의 통로가 넓기에 아무리 정신적·정서적 앙금이 많아도 단전에서 댕기는 기운으로 순탄하게 잠들고 잘 잡니다. 그러나 나이가 들어 40대 중반 이후가 되면 단전의 기운도 줄어들고 통로도 좁아져 숙면의 경계 상태에 이릅니다. 몸 상태도 좋고 먹는 것도 무난하고 스트레스나 감정의 손상도 적으면 단전에서 당기는 기운이 적더라도 자연스레 숙면의 세계로 접어들지만, 몸과 마음의 상태가 불안정해져 단전의 힘이 약한 상태에서는 수면의 세계로 쉽게 들지 못하는 거죠.

맨발걷기는 머리에서 단전에 이르는 길이 열어 줍니다. 물론 앞에서 설명한 것처럼 충실하게 하여 하나의 매듭을 이루어야 하죠. 그러면 수면의 길을 닦은 상태가 되어, 다시 말하면 잠잘 준비가 되어, 잠을 자려는 의식의 변화가 있는 순간 바로 수면이 이루어집니다.

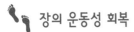 장의 운동성 회복

"잃어버린 식욕이 돌아왔습니다."
— 김** (70세, 남) 식욕부진, 수시로 체함

이분은 가족들과 함께 내원하셨습니다. 20여 년 전에 심장판막 수술을 하셨는데 당시 극도의 긴장 이후 미각을 상실하셨다 합니다. 그러다가 내원 4개월 전부터는 자주 체하고 조금만 먹어도 답답하여 우울해지기 시작하였다 합니다. 수면도 흐트러지고 의욕이 저하되어 삶의 질이 완전히 저하된 상태였죠.

한약과 맨발걷기를 처방해 드렸습니다. 맨땅을 맨발로 걷되 장에서 움직임을 보일 때까지 꾸준하게 걸으시라고 권하면서 자세한 설명도 해드렸습니다. 장의 움직임이란 실제로 본인이 장의 유동을 느끼거나 장운동의 결과로 방귀가 자주 발생되는 현상을 말합니다. 이분의 경우, 설명을 충분히 이해하고 받아들이셨습니다. 그래서 초반부터 꾸준하게 맨발걷기를 하셨고 얼마 지나지 않아 배고픔을 느끼셨다고 합니다.

보통 나이를 먹다 보면 어느 순간부터 먹는 양이 줄어듭니다. 조금만 더 먹어도 소화가 되지 않고 식사 때가 되어도 그다지 배고픔을 느끼지 않게 되어, 이로 인한 즐거움이 감퇴하기 시작합니다. 이런 소화기 장애의 가장 큰 요인은 세포의 활동성이 줄면서 자연스레 필요한 영양소가 줄어드는 것입니다. 이러한 바탕 속에 위장은 음식을 적게 받아들이게 됩니다. 위장을 비롯한 소화기관이 예전보다 운동성이 느려져 전과 비슷하게 먹으면 장운동을 온전히 할 수 없으므로 알아서 줄이는 것이죠.

맨발걷기를 충실하게 하면 대부분 사람이 어느 분기점에서 장의 운동성이 증진되는 것을 느낍니다. 이는 다양하게 드러나는데 실제로 장이 활발하게 움직이면서 이루어지는 장명腸鳴음을 통해서 인지하기도 하며, 수시로 뽕뽕거리는 방귀소리로 인지하기도 하고, 배고픔으로 느끼기도 하죠.

이를 한의학적으로 보면, 맨발걷기를 하면 전신주천에 따라 다리에서 등, 머리, 가슴, 하복부로 흐르는 기운의 순환이 원활해지면서 자연스레 장운동도 활발해집니다. 또 엄지발가락의 비장경락 자극, 검지발가락의 췌장과 소장경락 자극, 중지발가락의 부신경락 자극에 의해 자연스럽게 소화기 장부의 활동성이 높아지죠.

덧붙여 장운동은 씹는 행위에서 시작되므로 오래 씹는 식습관이 필요합니다. 씹는 동작을 따라 식도와 위장이 활발하게 운동하고, 위장의 운동을 따른 대장의 반사작용이 일어나면서 대장의 운동성도 향상됩니다. 오래 씹는 것이 전체적인 장의 운동성을 개선하는 데 도움이 된다는 것입니다.

노년기 만성통증
요통, 오십견, 고관절통, 슬관절통, 류마티스 관절염, 퇴행성 관절염

"침치료에 더해 맨발걷기를 얼마나 열심히 하느냐에 달려 있다."
— 김** (60세, 남), 고관절통

이분은 직업상 하루 종일 돌아다니면서 종종 힘을 써야 하는 일을 하십니다. 이전에는 팔꿈치 염증과 통증으로 두 차례 치료를 받았는데, 내원 당시 고관절의 통증과 더불어 걷는 것 자체를 힘들어하셨습니다. 이분에게 시행한 치료는 어혈과 담을 제거하는 환약 복용과 침치료와 어싱 요법의 병행, 어싱패치를 시술하는 것으로 진행하였고, 접지가 이루어지는 소금밭 걷기를 권했습니다. 어싱패치 시술은 통증 부위와 손바닥과 발바닥 중심 부위에 패치어싱패치 혹은 심전도패치를 붙이고 접지선을 연결해 땅과의 접지를 구현하는 방법입니다.

네 번째 침 치료를 받은 후 고관절 통증이 사라졌다고 즐거워하셨습니다. 고관절 통증이 그리 쉽게 치유되는 증상이 아닌데 너무 빨리

증상이 개선되어 오히려 불안할 지경이었죠. 역시나 둘째 날에 다시 증상이 드러났다고 방문하셨어요. 완전한 치유는 두 가지를 점검해야 판단할 수 있습니다. 일단 자는 중에 회복력을 얻어 아침에 일어났을 때 가벼울 것, 그리고 직업병이기 때문에 업무 후에도 증상이 드러나지 않을 것입니다.

침 치료를 계속하기로 했습니다. 그리고 이제 맨발걷기를 얼마나 충실하게 실천하는가에 달려 있다고 말씀드렸죠.

나이 듦과 함께 찾아오는 관절 통증의 첫 번째 요인은 회복력의 부족입니다. 오십견을 예로 들면, 조금 힘을 썼더니 어깨가 뻐근한 증상이 여러 날 계속되는 것이 시작입니다. 20대는 시간이 조금 지나면 사라지고, 30대는 바로 사라지지는 않지만 다음날 자고 나면 사라집니다. 40대가 되면 며칠이 지나서야 겨우 사라지고요. 그런데 50대가 되면 사라지지 않고 점점 더 심해져 통증으로 진행되고, 급기야 운동의 범위도 줄어듭니다. 이런 경우 화들짝 놀라 병원에 갔더니 뼈에는 이상이 없고 오십견五十肩이라는 말을 듣는 거죠. 그저 어깨의 뻐근한 정도가 나이를 먹어 회복력이 떨어지다 보니 병을 만든 겁니다.

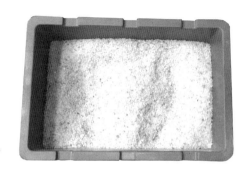

실내용 소금밭

두 번째 요인은 순환의 정체입니다. 한의학에서는 통하면 아프지 않다는 뜻에서 통즉불통痛則不通이라고 합니다. 그러니까 통증은 소통되지 않아서 생긴다는 말이죠. 또 냉즉통冷則痛이라 하여 통증이 차가운 것, 즉 순환의 느림이나 정체, 기능의 저하에 기인한고 설명합니다. 이는 어혈瘀血, 담음痰飮, 부종浮腫과 같은 노폐물의 정체와 최근 대두되는 염증炎症에 기인함을 의미합니다. 따라서 맨발걷기를 통해 기운의 순환이 원활해지면 통증 부위의 정체가 풀리면서 통증이 경감되고, 지속하면 사라집니다. 더는 재발되지 않는 경우도 있는데, 맨발걷기로 불통不通의 원인마저 제거되었다는 것을 의미합니다.

실제로 맨발걷기를 하면 통증 부위에 '명현'이라 표현되는 위화감이 증가합니다. 위화감은 통증, 무거움, 답답함, 속이 가려움 등 다양한 형태로 나타나는데, 맨발걷기를 하다보면 어느 시점부터 한 겹 한 겹 벗겨지는 듯한 가벼움이 느끼게 되죠.

👣 만사가 귀찮은 피로증후군
내 몸이 내 몸이 아니고 온몸이 따로따로 논다!

보통 '증후군'이라 할 때는 명확한 실체가 없는 상태를 말합니다. '피로'라는 단어도 개개인에 따라 정도와 느낌이 다르며 원인마저 다양합니다. 한의원을 방문하는 성인들의 대부분은 어느 정도 피로상태를 토로하는데 원인을 찾아보면 복합적인 요소가 결합하여 드러나기 때문입니다. 따라서 피로가 특정 이상 상태가 아닌 경우 피로증후군이라는 단어를 사용합니다.

피로증후군을 분류할 때 양방에서는 만성피로증후군과 부신피로증후군 등의 분류가 있지만, 한의학, 특히 저희 한의원의 경우 보통의 사람들이 호소하는 형태를 기준으로 '귀찮아 피로증후군'과 '힘들어 피로증후군'으로 분류합니다.

피로증후군은 여러 모습을 띠는데, 나이 듦과 연관되어서는 '귀찮아 피로증후군'으로 나타납니다. 어느 순간 귀찮음을 느끼고 나도 모르게 '다음에' 혹은 '내일'로 할 일을 미루는 모습으로 드러납니다. 기본적인 흐름은 세포의 활동성이 나의 의지를 따르지 못하다가 어느 순간 의지마저 게을러지는 거죠. 단순히 나이를 먹어서인지, 아니면 어떤 장부의 쇠약 때문인지, 왜 세포의 활동성이 떨어졌는지, 또 어떤 증상이 드러나는지를 알아보고 해결책을 알아보겠습니다.

귀찮아 피로증후군의 증상

① 어느 순간부터 몸이 무겁고, 만사가 귀찮아지기 시작한다.
② 어떤 일이 닥치면 하기 싫고 다음으로 미루고 싶어진다.
③ 어느 순간 순간적인 참을성이 삭제되어 짜증이 폭발한다.
④ 머리가 무겁고 수시로 졸음이 밀려오고 때로는 두통이 동반한다.
⑤ 아침에 일어나기 힘들고 오후 3시 무렵까지 몸이 무겁고 피로하다.
⑥ 소화 속도가 느려지고 배고픔을 별로 느끼지 않는다.
⑦ 자주 체하고 식곤증을 종종 느낀다.

이처럼 다양한 증상을 동반하는 '귀찮아 피로증후군'의 해결책은 생각보다 간단합니다. 잠시라도 원시인의 생활로 돌아가 맨발걷기를 하는 것입니다. 우리 몸은 원시인의 유전자를 가지고 있으나, 우리의 일상은 정반대의 활동으로 이루어져 있어서 나타나는 필연적인 결과물이 피로라 할 수 있기 때문입니다.

원시시대 사람들은 전깃불 없이 태양 빛에 의존하며 생활했으므로 해가 지고 어두움이 찾아오면 잠을 잤습니다. 이것이 오랜 진화의 과정에서 우리 몸에 새겨진 생체리듬입니다. 그래서 밤 9시에 잠드는 것이 가장 이상적입니다. 늦어도 11시 무렵, 어떠한 일이 있어도 1시 반을 넘지 않아야 하죠.

신발을 신는 것도 마찬가지입니다. 문명의 혜택으로 신발을 신게 되었지만, 본래의 모습은 아닙니다. 그렇다고 신발을 신지 않고 살 수는 없겠죠. 다만 잠시 잠깐이라도 원시인이 되어 맨발로 흙과 돌을 밟으며 걸어 보자는 것입니다. 어느 순간 몸이 가벼워지고 머리가 맑아지며 입맛이 살아날 것입니다. 맨발로 걸을 때 가장 효과적인 증진을 얻을 수 있는 장부가 비장이며, 귀찮아 피로증훈군의 원인 장부도 비장이기 때문입니다. 맨발걷기는 비장을 튼튼히 하고 피로를 제거하는 궁극의 수단이 됩니다. 맨발걷기를 충실하게 하면 피로가 한 겹씩 벗겨지는 느낌을 받습니다. 일반적으로 30분에 한 겹 정도가 벗겨지고 계속하면 보통 2겹 정도는 벗겨집니다.

🦶 힘들어 피로증후군
더 이상은 죽어도 못 하겠다!

궁극적인 피로는 내 몸이 나의 의지에 반응하지 못하게 합니다. 움직이려 하는데 몸이 따르지 않고, 공부하려 하는데 두뇌가 회전하지 않고, 보려 하는데 명확하게 보이지 않는 등의 몸이 더 이상 못 하겠다는 항복의 모습입니다. 한마디로 표현하자면 '내 몸을 더 이상 조종하지 못하는 상태'인 거죠. 한방에서는 정과 기의 흐름이 단절되어 정의 수승이 안 되고 기의 화강이 안 되는 상태라고 설명합니다. 양방에서는 뇌하수체와 부신의 호르몬 조절이 안 되는 상태라고 합니다. 이러한 상태에서 드러나는 가장 적나라한 표현이 '더 이상 힘들어 못 하겠다'라는 것입니다.

힘들어 피로증후군의 증상

① 눈과 머리에 건조함, 압박감을 동반한 피로가 발생한다.

② 눈의 피로, 침침함과 더불어 눈물이 나기로 한다.

③ 뒷목과 어깨가 자주 결린다.

④ 비염이 아닌데도 코가 건조하고 코막힘이 종종 발생한다.

⑤ 입맛이 떨어지고 맛있는 음식이 줄어든다.

⑥ 피로가 심한 날은 귀가 종종 울린다.

⑦ 정신이 산만해지고 감정이 무디어지고 사는 재미가 없다.

⑧ 피부가 거칠어지고 살갗이 예민해져 건드리면 아플 것 같다.

⑨ 수면이 얕아지고 수면 후에도 피로가 풀리지 않는다.

⑩ 무언가를 더하면 토할 것 같다.

피로는 말 그대로 기운이 없는 것입니다. 양방에서는 여러 인과를 논하지만 결국 세포와 조직, 인체 생성물질이 자기 역할을 못 한다는 것입니다. 최근에는 만성피로를 부신 기능 저하에 따른 부신피로증후군이라고 설명합니다. 한방에서는 진기眞氣를 조절하는 단전의 정체에 따른 결과로 봅니다. 인체의 생리는 수水: 음, 물질, 혈를 정신으로 변화시키는 활동과 화火: 양, 정신, 기를 물질로 전환하는 활동의 순환 사이클로 이루어지는데, 인체 활동에서 어느 곳에 문제가 생겨 생명의 고리가 약해지면 '피로'라는 증상이 드러납니다. 한방에서는 이를 해소하는 다양한 방법을 제공합니다.

맨발걷기의 시작은 단전의 기운이 발바닥의 용천湧泉혈을 통해 땅과 기운을 주고받는 것이며, 땅과의 소통으로 우리 몸의 탁기를 배출시키고화강, 火降, 우리 몸의 기운을 땅의 기운과 결합하여 상승시키는 수승,水升 적극적인 운동법입니다. 이때 용천혈은 부신을 직접 자극할 수 있는 경혈점이며, 맨발걷기는 수승화강水升火降의 흐름을 완성하는 활동입니다. 따라서 맨발걷기를 충실하게 하면 피로가 풀리기도 하지만, 수승의 과정을 등에서 머리로 맑은 기운이 전율처럼, 시원한 물로 씻어내는 것처럼 흐르는 것을 실제로 느낄 수 있습니다.

👣 족저근막염

"족저근막염의 치료법이 운동이라니 너무나 놀라운 일이었어요."
— 이주* (34세, 여)

이분은 천식으로 내원하셨는데, 생활관리로 맨발걷기를 권해드렸습니다. 그러자 족저근막염이 있어 할 수 없다고 하시더군요.

족저근막염을 치료하려면 발바닥의 원활한 혈액순환과 더불어 근육과 인대의 탄력이 회복되어야 합니다. 그러려면 운동밖엔 답이 없습니다. 그래서 맨발걷기를 하시되 단 천식도 있고 족저근막염도 있으니 모래밭을 걸으시라고 조언해 드렸습니다. 동내 놀이터 모래밭을 걷거나 집안에 큰 플라스틱상자에 모래를 넣고 밟는 방법도 알려드렸고요. 이러한 증상이 있는 분들에게 최근에는 소금밭을 걷도록 권하고 있습니다.

족저근막염足底筋膜炎, plantar fasciitis이란 발바닥 근육을 감싸고 있는 막에 생긴 염증을 말합니다. 발꿈치뼈의 전내측과 다섯 발가락뼈를 이어 주는 족저근막은 발의 아치를 유지하고 발바닥이 받는 충격을 흡수하는 역할을 합니다. 족저근막에 반복적으로 미세한 손상이 일어나면서 염증이 발생하는데, 이것을 '족저근막염'이라고 하는 거죠.

특징적인 점은 아침에 처음 몇 걸음을 걸을 때 심한 통증을 느낀다는 것입니다. 잠을 자는 동안 수축되어 있던 족저근막이 펴지면서 통증을 느끼는 거죠. 오랜 시간 걷거나 서 있어도 통증이 증가되는 경향이 있습니다. 일반적으로 6개월 이상의 보존적 치료가 필요하지만, 충실한 보존적 치료도 어렵거니와 한 번 발생되면 쉽게 재발됩니다.

족저근막염은 인과관계가 비교적 명확한 질환이지만 치료가 어려운 것은 발바닥의 근육과 인대가 어느 분기점을 넘으면 체중을 감당하기 어려워 걷는 운동도 힘이 들기 때문입니다. 치료의 포인트는 발바닥이 서 있을 때와 보통의 걷기를 할 때 체중의 압박과 운동의 부하를 견딜 수 있는 상태가 되어야 한다는 것입니다. 발바닥의 근육과 인대가 구조와 기능을 온전히 할 정도의 탄력이 있어야 하며, 발바닥의 세포와 혈관이 체중의 압박에도 구조를 유지하고 혈액 공급을 충실하게 이룰 수 있도록 해야 합니다. 따라서 족저근막염 치료는 발바닥에 원활한 혈액순환, 기의 순환이 이루어져야 하고 발바닥과 주변부의 세포에 탄력을 회복하도록 해야 하죠.

이러한 순환의 원활함, 근력의 회복, 혈관 탄력 향상의 관점으로 접근했을 때 유일한 해결책은 운동입니다. 그러나 족저근막염 환자의 경우 운동을 하면 발바닥이 더 힘들어지면서 족저근막염이 심해지죠. 이런 모순을 극복하고 실질적인 치료가 되는 운동방법은 부드러운 땅을 맨발로 걷는 것입니다. 모래나 부드러운 흙길, 소금밭을 맨발로 걸음으로써 족저근막 부위의 충격을 분산하면서 발바닥의 건강을 회복하도록 하는 것입니다. 실제로 족저근막염 환자에게 연고 처방과 맨발걷기 처방을 통해 치료가 이루어지고 있습니다.

티눈 치료 역시 마찬가집니다. 티눈 부위의 충격을 분산하여 통증을 가볍게 하면서 운동을 해야 하죠. 티눈의 경우 연고로 치료가 쉽게 되기 때문에 재발 방지를 위해 맨발걷기를 권하고 있습니다.

무좀의 경우에도 맨발걷기를 권합니다. 무좀은 발가락 주변의 소통이 원활해지면 쉽게 치료되는 감염질환입니다. 우리 몸에서 발바닥과 손바닥이 가장 튼튼하고 질긴 세포로 이루어져 있습니다. 발바닥은 기본적인 건강상태만 유지되면 세균이나 바이러스에 철벽방어를 할 수 있죠. 따라서 맨발걷기를 통해 약간의 개선만 이루어지면 무좀 역시 해결됩니다.

정상으로의 회귀

맨발걷기의 최종 지향점은 정상으로 회귀라 할 수 있습니다. 거시적으로는 자생력이 살아나면서 본래의 세포가 가진 기능을 회복하는 것이고요. 이를 세분하면 정상적인 면역기능 회복, 생체리듬의 회복, 정기신의 조화와 소통, 인체의 생체전기의 안정 등으로 표현할 수 있습니다. 이런 과정을 거쳐 최종적으로 도달하려는 지점은 몸이 정상적으로 회복되는 것이며, 이는 병리 상태가 정상적인 생리 상태로 복원됨을 의미합니다. 맨발걷기를 통해 정상으로 복원된 상태를 보여주는 여러 치료 사례가 서적과 방송을 통해 발표되고 있습니다. 예를 들면 이런 경우들입니다.

① 각종 암이 치료되었다.
② 각종 염증 수치가 완화된다.
③ 자가 면역질환이 치료되었다.
④ 대사증후군이 개선된다.
⑤ 자폐증, 우울, 불안장애가 개선되었다.
⑥ 베체트증후군으로 대표되는 혈관염증이 치료되었다.

맨발걷기가 모든 병을 치료할 수 있는 만능의 수단은 아닙니다. 만약 맨발걷기가 만능의 치료방법이라면 모든 동식물은 질병이 없어야 하겠죠. 특히 어류와 식물은 지구와 24시간 접지 상태에 있지만, 질병을 앓지 않습니다. 또 잘 자라 거목이 되는 나무가 있는가 하면 장작으로 쓰기에도 부족한 나무도 있습니다.

어싱의 관점에서 보면 맨발걷기는 지구로부터 기본적으로 에너지를 제공받는 연결이며, 이를 얼마나 충실하게 받아들여 내 몸의 활력을 끌어낼 수 있는가는 개개인의 노력이 달린 문제입니다. 그래서 맨발걷기를 우직하게 꾸준히 실천하는 것이 필요하죠. 가급적 어싱이 충실하게 일어날 수 있는 환경에서 온몸에 땅의 기운이 스며들 때까지 걷고 걷고 또 걸어야 합니다. 그리고 걸으면서 자신의 몸과 마음을 관조할 수 있어야 하죠.

이때 단전에 의식을 두는 것이 포인트인데, 단전에 의식을 두면 기운이 단전으로 모이면서 순환이 활발해지고 일정한 흐름을 가지게 됩니다. 우리 몸의 기운과 땅기운이 합해진 진기의 일정하면서 바른 길을 따라 활발해진 흐름은 몸을 빨리 수월하게 정상으로 돌아가도록 인도합니다. 더불어 몸과 마음이 안정되면서 단전으로 의식을 두는 것이 수월해지는 선순환의 사이클을 얻게 되죠.

맨발걷기를 통해 이미 많은 분이 질병을 치유하고 건강을 회복하였습니다. 이분들의 경험담을 공유하면서 건강한 삶을 누리시기를 바랍니다.

2장

한의학과 맨발걷기

맨발걷기의 작용을 한의학적으로 한마디로 정리하면, 땅기운이 경맥을 따라 단전이라는 목적지에 도달하는 과정입니다. 개인적으로 이런 관점을 갖게 된 계기는 단전호흡 수련이었습니다. 석문호흡■ 도장에서 몇 년 동안 수련했는데, 일련의 과정 가운데 저는 와식, 좌식, 대맥운기, 소주천, 온양, 대주천, 일월성법까지 수련했습니다. 사실 수련의 맛만 보고 그만두었다고도 할 수 있죠. 하지만 이런 수련과정에서 기운 흐름을 뚜렷하게 경험했습니다.

대맥운기는 배꼽밑 3~4cm에 있는 단전을 중심으로 허리벨트라인을 따라 고무줄로 묶는 느낌으로 기운이 돌고, 소주천은 앞뒤로 탄탄한 고무줄로 묶은 느낌으로 기운이 도는 것입니다. 대주천의 경우 단전을 중심으로 좌우 발바닥의 용천까지, 중단전을 중심으로 좌우 손

■석문호흡은 1991년 출판된 《천서》를 모태로 인간이 신이 되기 위한 완성도법을 전파하기 위한 수련방법이다. 시작할 때 외형적 특징이 2가지가 있는데 하나는 석문혈을 단전으로 취혈하는 것이며, 두 번째는 수련의 시작이 누워서 단전자리를 만드는 '와식'으로 진행하는 것이다. 최근에든 수련 방법에 관한 내용이 《석문도법》으로 출간되었다.

바닥의 노궁까지, 상단전을 중심으로 머리 위 백회까지 기운을 보냈다가 회수하는 과정을 반복합니다. 대개 2분 안에 이러한 기운의 흐름을 달성해 '대주천 과정을 완료'하는데, 이때 손과 발을 새로 갈아 끼운 듯한 느낌까지 몸으로 느끼게 됩니다.

소주천과 대주천 운기는 단전에 의식을 집중한 상태에서 호흡과 의식, 기운이 동조되어 이루어지는 정적인 수련과정입니다. 그래서 일상생활에서 수련을 병행하기는 쉽지 않습니다. 집중이 흐트러져 일상생활 중에는 수련이 어려운 것이지요. 하지만 맨발걷기는 일상생활에서 단순히 걷는 것만으로 수련과 유사한 효과를 보입니다. 맨발로 걸으면서 몸을 관조하면 발바닥에서 물결이 흐르듯 다리와 무릎, 엉덩이를 거쳐 등으로 올라와 머리에서 머물다 가슴과 배로 내려오면서 단전으로 기운이 모이는 것이 느껴집니다.

이런 과정이 호흡수련 과정의 소주천과 대주천의 기氣변화와 유사하게 나타나는 것입니다. 이때 단전에 의식을 두면 흐름이 좀 더 활발해집니다. 지루함을 걷어내기 위해 맨발걷기를 할 때 음악을 듣는 분도 많은데, 그래도 단전에 기운의 본류가 도달할 즈음이 되면 마음이 안정되면서 잡념이 줄어들고 단전에 의식의 집중되는 동시에 유지되는 선순환의 과정을 얻게 됩니다.

맨발걷기가 단전호흡 수련과 다른 점은 동적인 활동이라는 점입니다. 그래서 오히려 쉽게 도달하고 효과가 오래 지속됩니다. 따라서 호흡수련법을 알지 못해도 한방에서 논하는 경맥의 흐름과 단전의 위치와 의미를 알면 효과적이고 높은 단계의 맨발걷기에 도달할 수 있을 것입니다.

먼저 우리 인간에 대한 이해부터 시작해 볼까요.

01 인간은
소우주다

🦶 우주변화의 원리

한의학의 용어이면서 지금은 관용어처럼 사용되는 '인간 소우주다'라는 말은 두 가지 의미를 내포하고 있습니다. 하나는 인간이 모든 것을 갖췄다는 것이고, 다른 하나는 인간과 우주의 변화 원리가 같다는 것입니다. 그래서 한의학의 원리를 한마디로 말하면 우주변화의 원리라 할 수 있습니다. 대학 공부의 근간도 우주변화의 원리를 파악하는 것이었습니다. ▪

한의학과 동양학의 기본 바탕은 음양오행陰陽五行으로 알려진 우주변화의 원리입니다. 이를 수로 표현하기도 하는데, 이를 상수학이라합니다(도표 참조). 예를 들어, 우리나라 태극기는 1인 태극太極과 8인 팔괘八卦 중에 4개를 취해 만든 것입니다. 한의학의 사상의학은 4인

▪ 우주 변화의 원리에 관한 내용은 한동석의 《우주변화宇宙變化의 원리原理》라는 책이 가장 쉽고도 어렵게 알려줍니다. 이 책은 제가 가장 많이 읽어본 책인데 아직 완전히 다 이해하지는 못한 듯합니다. 따라서 앞으로 언급하는 원리는 대략적으로 이러한 내용으로 전개된다는 정도로 간략하게 소개하고자 합니다.

사상四象을 취한 것이고요.

　한의학에서는 인체의 활동은 음양陰陽과 오행五行의 원리에 따라 정신精神 순환으로 설명합니다. 여기에 세상 만물의 근원인 기氣를 매개로 육체精와 정신神이 교류하는 모습으로 보는 것입니다.

　한의학에서 논하는 변화의 원리 중 포괄적으로 활용되는 원리가 음양陰陽의 개념입니다. 음양은 피상적으로는 남녀, 물과 불, 음기와 양기 등으로 구별하나, 한방적인 사고는 체용體用의 관점, 다시 말해 본체와 작용의 관점이 주를 이룹니다. 따라서 포괄적인 음양의 구분에서 시작하여 정기신精氣神의 음양, 오행五行의 음양 구분과 해석이 있습니다.

　오행은 한의학에서 논하는 변화의 원리 중 가장 널리 활용하는 개념입니다. 오행五行의 원리는 만물을 생성하는 이치를 담았기에 이 세상의 모든 생성과 운행을 설명할 수 있는 단서를 제공하며, 이를 토대로 인간의 본체本體와 작용作用을 설명할 수 있습니다. 오행은 화火, 수水, 목木, 금金, 토土를 말합니다. 요일을 나타내는 말은 여기에서 일日과 월月을 더하여 만들었죠.

음양오행과 상수학

0	1	2	3	4	5	6	7	8	9
	體(陰)	用(陽)	體	用	體	用	體	用	體
	木	火	土	金	水	五+水	五+陰陽	七+神	七+精神
무극 無極	태극 太極	음양 陰陽	삼수(재.원) 三數(才.圓)	사상 四象	오행 五行	육기 六氣	칠정 七情	팔상(괘) 八象(卦)	구궁 九宮

오행을 하나씩 살펴보면, 목木은 시작을 상징하고 명분名分을 제공하고, 화火는 실행을 의미하며 전달과 전개를 하고, 토土는 중용으로서 조절과 조화를 이루고, 금金은 합合으로서 소통과 변화를 이루며, 수水는 완성으로서 통일과 정리를 합니다. 오행은 이 다섯의 순환과정이며 우주와 만물과 인간의 생장과 소멸의 과정입니다. 다시 말해, 이 세상 만물은 오행이 돌고 도는 과정에서 새로운 것이 만들어지고水, 이것이 다시 돌고 활동하여 또다른 것을 만들고水, 이러한 과정이 무수히 반복되어 이루어진 것이 현재 인간의 모습이며 자연으로 이해한 것입니다. 여기에서 새롭게 만들어진 만물은 수水입니다.

1장에서 제가 맨발걷기의 작용을 음양, 오행, 정기신의 작용을 통해 설명한 것은 이 때문입니다. 이렇게 설명해야 맨발걷기의 본모습이 드러나죠.

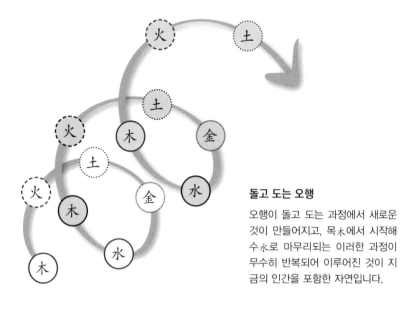

돌고 도는 오행

오행이 돌고 도는 과정에서 새로운 것이 만들어지고, 목木에서 시작해 수水로 마무리되는 이러한 과정이 무수히 반복되어 이루어진 것이 지금의 인간을 포함한 자연입니다.

하늘과 땅, 그 사이에 있는 인간

동서고금을 막론하고 우리 삶에 관해 상통하는 진리 중 하나는 '땅에서 나서 땅으로 돌아간다'라는 것입니다. 동양에서는 이를 세분하여 '육체는 땅에서 나서 땅으로 돌아가고, 정신은 하늘에서 내려와 다시 하늘로 올라간다.'라고 말합니다. 이를 설명하는 단어가 영혼백靈魂魄, 다시 말해 일영一靈, 삼혼三魂, 칠백七魄입니다. 사람이 죽으면 일영一靈은 우주의 본래 순리에 귀의하고, 삼혼三魂은 하늘로 올라가 천기와 합일하여 흩어지며, 칠백七魄은 땅속에서 지기와 합일하여 흩어집니다. 결국 인간은 하늘과 땅 사이天地間에 태어나 하늘과 땅 사이에서 생활하고 하늘과 땅 사이로 흩어지는 것입니다.

이러한 의미를 표징하는 자세가 두 가지 있습니다. 하나는 서 있는 모습의 기마자세이고, 다른 하나는 앉아있는 모습의 정좌자세입니다. 한의학에서 기마자세를 논할 때, 발바닥과 손바닥, 머리를 나누어 말합니다. 발바닥은 땅과 소통하는 모습이고, 손바닥은 공간과 소통하는 모습이며, 머리는 하늘과 소통하는 모습입니다. 특히 발바닥은 땅의 기운을 받아들여 세포, 조직, 장부, 인체구조를 튼튼하게 합니다. 사실상 육체적으로 강건한 대부분 사람은 하체가 튼실합니다.

소통이란 빠져나가고 들어오는 것이 동시에 이루어지는 작용입니다. 우리 몸이 땅과 공간과 하늘과 소통한다는 것은 빠져나가는 것이 있고 빠져나가는 만큼 들어온다는 것입니다. 몸의 상태, 마음의 상태에 따라 빠져나가는 것이 많을 때도, 들어오는 것이 많을 때도 있습니다. 그러나 최종적으로는 이러한 출납이 왕성하면서 균형을 이루는 상태가 소통이 원활하다고 할 수 있습니다.

배출은 우리 몸에 불필요한 것으로 남는 체열, 노폐물, 독소가 발바닥에서 빠져나가는 것이며, 눈에 띄게 활발한 모습은 땀으로 표현됩니다. 순탄하게 빠져나가지 못할 때 일단 몸에 이상이 발생합니다. 빠져나가는 모습은 머리에서 시작하여 가슴, 배, 다리, 최종적으로 발바닥으로 이어진 통로를 통해 나가는데, 이러한 과정이 원활하지 못할 때 답답함을 기본으로 한 불편함이 생깁니다. 머리에서는 머리의 무거움과 수면의 어려움이, 가슴에서는 답답함·우울·불안감이, 배에서는 거북함·답답함·통증·소화불량과 배변 어려움이 발생하고, 다리에서는 어린이들의 성장통, 성인들의 하지 불안장애, 다리의 냉증, 발바닥이 뜨거워짐 등이 나타납니다. 상대적으로 잘 빠져나가는 사람은 아무런 불편함이 없고, 아예 인지認知조차 되지 않습니다. 노폐물 많이 빠져나가는 것을 발바닥의 땀이나 고린내 정도로 알 수 있죠.

소통의 기본은 빠져나간 만큼 들어오는 것인데, 이것 역시 동작과 의식의 집중 정도에 따라 정도의 차이를 보입니다. 하지만 내보내는 것이 선행되어 이루어지는 소통의 과정에서 본디 우리 몸의 기운과 땅의 기운이 합하여 한 갈래는 대주천의 흐름을 따서 직접 유입되고, 한 갈래는 경락의 흐름을 따라 전신으로 순환됩니다.

👣 인간이 품은 3개의 보물

우리 인간에게는 3가지 보물, 즉 삼보三寶가 있습니다. 바로 정·기·신精氣神인데요, 생산과 변화의 주인공으로 조화造化의 힘을 가진 구슬을 의미합니다. 그래서 삼주三珠라고도 합니다. 동양학에서는 이 구슬

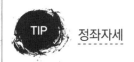

TIP 정좌자세

정좌는 예로부터 공부工夫에 빠지지 않는 수련 자세입니다. 정기신精氣神의 삼주三株를 단련하는 모습으로 정신의 완성하기 위한 자세입니다. 이 수련은 천지간의 기氣를 호흡해 몸의 기氣와 합일하고 진기眞氣를 생성하여 하단전을 단련하는 것부터 시작합니다.

이를 통해 도달하고자 하는 지향점은 천지天地 간의 이치를 파악하고 자신도 천지간의 '본래 자리'로 돌아가는 것입니다. 한의학에서 말하는 본래 자리는 자신의 정신精神을 지키며 본래의 몸肌肉을 강건하게 하여 천수를 다하며 행복하게 사는 것입니다. 이 지향점에 도달한 이를 진인眞人, 지인至人, 성인聖人, 현인賢人이라고 하고, 이를 생활 관리의 기준점으로 삼았습니다.

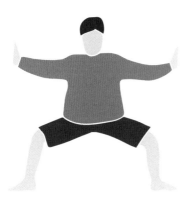

기마자세

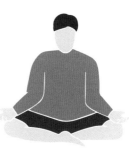

정좌자세

珠을 여의주라 하는데, 인간은 3개의 여의주를 가진 존재로 보는 것입니다. 참고로 용은 한 개의 여의주를 가지고 있죠. 또 3ㅡ은 동양학에서 논하는 우주변화의 원리에 따른 삼수三數, 삼재三才, 삼원三圓의 정반합正反合의 과정을 말하며, 이러한 이치가 인간에게서 깊숙이 존재하는 3개의 구슬삼주로 드러나는 것입니다.

삼주三珠는 각각 상단전, 중단전, 하단전에 자리하고 있습니다. 이에 대해 《동의보감》 내경편에서는 이렇게 설명하고 있습니다.

仙經曰 腦爲髓海 上丹田 心爲絳宮 中丹田 臍下三寸爲 下丹田 下丹田 藏精之府也 中丹田 藏氣之府也 上丹田 藏神之府也

《선경》에 이르기를, "뇌는 곧 수해이니 상단전이고, 심은 강궁이니 중단전이고, 배꼽 3촌 아래는 하단전이다. 하단전은 정을 저장하는 곳이고, 중단전은 기를 저장하는 곳이고, 상단전은 신을 저장하는 곳이다."

단전丹田의 단丹은 구슬을 의미하고, 전田은 밭을 의미하고 형상에서 미닫이문을 나타냅니다. 그래서 단전이란 미닫이문을 열면 그 안에 구슬이 있다는 뜻입니다. 또 전田은 한의학에서 논하는 경락經絡이 그물처럼 얼개로 분포된 형상이 밭과 같다 하여 표현된 것입니다.

실제로 우리 몸의 경락經絡은 하단전을 기준으로 몸을 횡으로 도는 대맥帶脈과 종으로 도는 임맥任脈과 독맥督脈이 타원형으로 교차하는 경맥의 순환을 기반으로 하여, 중단전을 기준으로 가슴에서 횡으로 도는 중대맥, 상단전을 기준으로 머리를 횡으로 도는 3개의 횡선과 이와 연결된 종으로 순환하는 12정경다른 경맥도 포함의 얼개로 되어 있습니다.

한의학에서 사용되는 단어 가운데 일부는 일상생활 깊숙이 스며들어 관용어구가 되었지만, 대부분은 생소하여 이해가 어렵습니다. 현대에 사용하는 일상용어로 풀어서 설명은 하지만, 한방에서 사용하는 고유명사만은 그대로 언급해야 합니다. 그러다 보니 중언부언하게 되지만, 그래도 어쩔 수 없이 다시 언급해야 할 개념이 단전, 정기신精氣神, 수승화강水升火降입니다.

맨발걷기를 한의학적으로 설명할 때도 단전과 수승화강이란 단어를 빼고 설명하면 장황해질 뿐 아니라, 질병과의 정확한 인과관계도 설명이 안 됩니다. 예컨대, 한의학에서는 불면증을 한마디로 "단전丹田에 힘이 떨어져 입면入眠이 어려운 것이다."라고 설명합니다. 의식과 무의식이 단전으로 침잠되지 못한 현상이고, 마음과 감정이 단전으로 가라앉지 못하는 현상이 불면증이라는 것이죠.

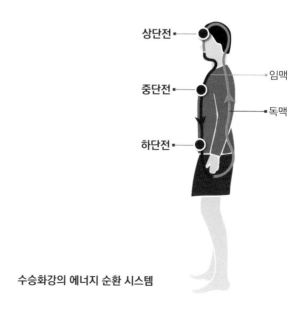

수승화강의 에너지 순환 시스템

하단전은 한방에서 임맥任脈이라고 표현하는 승장承漿혈에서 회음會陰혈까지의 과정 중에 석문石門혈에 위치합니다. 하단전의 정주精珠는 정을 생성하고 변화시키는 역할을 합니다.

중단전은 임맥의 옥당玉堂혈에 위치합니다. 우리 몸의 양 가슴 젖꼭지를 횡으로 연결할 때 임맥과 만나는 지점이 전중膻中혈인데 전중혈에서 위로 한 치一寸 육 푼六分 지점이 옥당玉堂혈로 중단전이 위치하는 곳입니다. 중단전에 있는 기주氣珠는 마음을 조절하는 구슬로서 나의 마음과 천지 만물과 합일되게 합니다. 따라서 기주가 완성되면 오욕칠정五慾七情을 다스리고 자연과 더불어 초연하게 됩니다.

상단전은 독맥督脈의 인당印堂혈에 위치합니다. 인당혈은 양 눈썹 사이 한가운데에 위치하는데, 상단전은 신神을 다스리며 동양의 공부工夫에서는 깨달음에 이르게 합니다. 깨닫는다는 것은 자연과 우주의 이치를 안다는 것인데 상단전의 신주神珠가 밝아져야 깨달을 수 있습니다.

우리가 흔히 '단전'이라고 하는 것은 하단전을 이르는 말입니다. 하단전의 위치에 대해서는 각 수련 유파에 따라 다른데, 석문호흡에서는 기해와 관원의 중간 지점인 석문石門혈을 하단전으로 하고 있고, 국선도와 연정원에서는 기해氣海혈, 단학선원은 명문命門혈, 한단회에서는 관원關元혈, 수선제에서는 배꼽 밑 3~5cm, 천도선법과 증산도에서는 배꼽 밑 10cm, 대순진리회에서는 배꼽 밑이라고 합니다.

저는 석문호흡에서 논하는 석문혈을 단전丹田 자리로 봅니다. 근거는 정명正名에서부터 출발합니다. 단전丹田은 '단전 그릇'을 의미하며, 그 그릇 안에 보물인 여의주精珠가 있다고 보는 거죠. 이것을 얻기 위해서는 석문이라는 단단한 문을 열어야 하는데, 이 문을 여는 열쇠가 호흡이라는 수련이라는 겁니다. 열쇠가 있다고 해서 아무 데나 갖다 댄다고 문이 열리는 것은 아니고 문門에다 맞추어야 열리기 때문입니다. 즉 단전이란 석문이라는 단단한 문 뒤에 있는 보물인 것입니다. 또 우리나라의 각 단체에서 논하는 단전의 위치는 한방 고유의 경혈經穴 위치를 토대로 논거를 두고 있으며, 일본에서는 독특한 작도법作圖法으로 단전 위치를 설명하고 있는데 모두 석문혈의 위치와 같습니다.

일반적으로 "우주의 모든 천지만물은 기氣로 되어 있다."라고 합니다. 모든 사물에 기가 있다는 이야기이며 정은 기로 승화되고, 기는 신으로 승화됩니다. 이를 달리 표현하면 모든 물질은 신이 있음으로써 존재한다고 할 수 있습니다.

맨발걷기는 땅과 단전(하단전)의 어울림이라 할 수 있으며, 한 갈래는 땅과의 직접적인 소통을 하고, 다른 한 갈래는 전신주천과 소주천의 순환을 통해 이루어집니다. 단전丹田과 관련해 건강의 요체는 생체 배터리를 키우는 것과 이 배터리를 충실히 충전하는 것입니다. 이를 위해서는 고대의 언어로 표현하면 '천지간의 법도에 따른 생활'을 해야 합니다. 이것을 현대의 언어로 표현하면 '바른 생활'이라 할 수 있는데, 잘 먹고 잘 자고 적당한 운동을 하는 것이라 할 수 있죠. 그리고 이를 좀 더 적극적으로 실천하는 방법이 호흡수련법과 무술의 행공법입니다. 맨발걷기는 이런 단전 단련이 자연스럽게 이루어지는 운동입니다. 단전에 의식을 집중할 수 있으며의수단전, 意授丹田 생활 속에서 수련이 되는 것이니까요.

한의학에서 본 인간의 몸

앞에서 이미 언급했듯이, 한의학에서는 몸통과 머리를 몸이라고 하고, 팔다리는 몸의 보조 장치라고 합니다. 결국 인체는 몸과 팔다리로 구분할 수 있습니다. 몸은 상·중·하의 삼초三焦로 구분되며, 각각을 신주, 기주, 정주라고 합니다. 팔다리는 손과 발을 따로 구분하고, 손과 몸을 연결하는 팔과 발과 몸을 연결하는 허벅지로 구분하여 설명합니다. 이러한 구분에 따라 팔의 관점에서 몸(상), 팔(중), 손(하)의 삼수가, 다리의 관점에서는 몸(상), 허벅지(중), 발(하)의 삼수가 형성됩니다(아래 그림 참조).

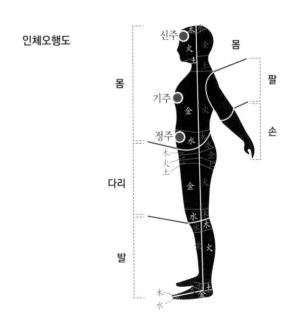

인체오행도

이렇게 세 구역을 나눈 상태에서 앞과 뒤, 안과 밖을 구분하여 음양陰陽으로 분류하고, 각각의 시점에서 종점까지를 5등분하여 오행五行으로 분류합니다. 이러한 분류가 의미를 있는 것은 가령 다리의 음금陰金을 자극하면 몸의 음금陰金 부위에 영향을 미친다는 것입니다.

온몸을 자세하게 설명하는 것은 분량도 방대하고 혼란을 초래하겠기에, 맨발걷기를 이해하는 데 필요한 발바닥을 기준으로 한 것만 알아보겠습니다. 발바닥은 음양오행의 관점에서 음금陰金에 속합니다. 몸에서 음금陰金은 흉부와 상복부이며 발바닥과 같은 기운의 흐름을 가집니다. 아울러 금金의 영역으로만 보면 뒷머리에서 정수리까지가 양금陽金으로 발바닥에서 이루어지는 금기金氣의 반응 일부가 뒷머리와 정수리에서도 같이 이루어집니다. 다리의 오행의 기氣의 순환과 변화가 몸의 오행五行에 영향을 미친다는 거죠. 이것은 침 치료에서 몸에 이상이 있는데도 손과 발에 침을 놓는 원리이기도 합니다.

🦶 우리 몸에서 기의 통로

전통적으로 한의학에서 논하는 기의 통로는 십이정경十二正經과 기경팔맥奇經八脈이며, 이를 토대로 침구학이 발전하여 오늘에 이르렀습니다. 따라서 모든 한의 서적과 무술, 수련 유파에서 우리 몸에 흐르는 기운에 대하여 말할 때, 이 20개의 경맥만을 논합니다.

우리 몸의 기는 기운의 통로를 따라 흐르는데 큰길을 경맥經脈, 작은길을 낙맥絡脈이라고 합니다. 큰길과 작을 길을 모두 말할 때는 경락經絡이라 표현하죠.

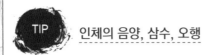

인체의 음양, 삼수, 오행

인체의 음양陰陽 : 몸은 위로는 입의 상악과 하악, 아래로는 전음(소변), 후음
(항문) 지점을 중심으로 배부는 양이고 흉복부는 음입니다. 즉 하악의 아랫입술
부터 흉복부와 전음부를 지나 항문 직전인 회음會陰혈까지 영역이 음陰의 영역
이고, 회음혈부터 등과 머리를 지나 윗입술까지가 양陽의 영역입니다.

팔의 음양 : 팔은 어깨뼈 부위부터 팔과 손까지 차렷 자세를 하였을 때 밖의
부분, 털이 많은 부위가 양 부위이고, 겨드랑이부터 손바닥까지 차렷 자세의 안
쪽으로 털이 없는 부위가 음부위입니다.

다리의 음양 : 골반에서 발등까지가 양 부위인데, 등쪽 엉덩이 부위 허벅지는
똑바로 서 있을 때 밖의 부위과 양이며 다리는 무릎에서 발목까지 앞의 부위와
발등이 양의 부위입니다. 서혜부에서 무릎까지의 허벅지 안쪽은 음부위이며 무
릎부터 말목까지는 뒤쪽 그리고 발바닥이 음 부위입니다.

인체의 삼수三數 : 우리 몸은 몸통과 머리를 기준으로 상·중·하를 구분하는데,
이것을 삼수三數라고 합니다. 상초는 머리와 목까지 신주의 영역이며, 중초는
가슴으로 횡격막까지 혹은 갈비뼈 라인까지로 기주의 영역이며, 하초는 횡격막
아래와 갈비뼈 라인 아래 하복 전체로 정주의 영역입니다. 참고로, 팔과 다리에
도 이런 구분이 있습니다. 팔의 삼수는 몸을 상초, 어깨뼈에서 팔꿈치까지를 중
초, 팔꿈치에서 손까지를 하초라 하고, 다리의 삼수는 몸을 상초, 골반에서 무릎
까지를 중초, 무릎에서 발가락 끝까지를 하초라고 하죠.

인체의 오행五行 : 몸의 오행은 음양의 두 갈래의 길(맥)에 따라 구분할 수 있
습니다. 양맥陽脈의 오행은 항문 부위에서 허리의 명문命門까지가 목木, 명문부

터 뒷목 직전의 대추大椎혈까지가 화火, 뒷목이 토土, 뒷머리의 풍부혈에서 후정혈까지가 금金, 백회를 중심으로 정수리 부위가 수水입니다. 음맥陰脈의 오행은 이마 부위인 신정혈에서 인당혈까지가 목木, 얼굴의 인당에서 염천혈까지가 화火, 턱 밑에서 가슴의 천돌혈까지의 목부위가 토土, 천돌에서 석문까지가 금金, 석문에서 회음까지가 수水입니다.

팔의 오행五行 : 팔의 양맥陽脈을 따라 손가락은 목木, 손등은 화火, 손목은 토土, 손목에서 팔꿈치까지가 금金, 팔꿈치가 수水이고, 이어서 팔꿈치가 목木, 위팔이 화火, 어깨 관절부위가 토土, 어깨와 견갑부위가 금金, 등과 목의 종혈終穴이 수水입니다. 또 음맥陰脈에서는 몸의 가슴에서 기시起始혈과 모혈母穴이 목木, 기시혈에서 어깨, 겨드랑이까지가 화火, 겨드랑이, 어깨, 관절 부위가 토土, 내측의 위팔이 금金, 팔꿈치가 수水입니다. 이어서 팔꿈치 아래가 목木, 아래팔이 화火, 팔목이 토土, 손바닥이 금金, 손가락이 수水입니다.

다리의 오행五行 : 다리의 양맥陽脈에서 발가락이 목木, 발등이 화火, 발목이 토土, 전갱이 부위가 금金, 무릎이 수水입니다. 또 무릎 위가 목木, 허벅지가 화火, 고관절 부위에서 엉덩이 선이 토土, 엉덩이가 금金, 허리선이 수水입니다. 음맥陰脈에서는 대맥 아래 부위가 목木, 아랫배에서 서혜부까지가 화火, 고관절 라인이 토土, 허벅지 내측이 금金, 무릎 부위가 수水입니다. 또 무릎 아래가 목木, 종아리가 화火, 발목이 토土, 발바닥이 금金, 발가락이 수水입니다.

한의학의 논리는 종교에서 경전의 연구와 같아 원전原典을 기준으로 설명하되 첨삭하지 않는 경향이 있습니다. 따라서 큰길을 논하는 십이정경과 기경팔맥 이외에 다른 경맥을 언급하는 것을 터부시해 왔습니다. 그래서 20개 경맥 이외의 다른 경맥에 연결된 혈자리를 치료할 때는 경외기혈經外奇穴이라 하여 별도로 구분하여 논합니다.

사실 인체의 큰길이 꼭 20개만 있는 것은 아닙니다. 이름을 얻지 못한 큰길도 있죠. 특히 손가락과 발가락에 연결된 큰길들을 외면할 수 없습니다. 그래서 저는 경맥을 임맥, 독맥, 대맥과 손 20경, 발 20경을 기반으로 설명합니다.

이것은 흔히 말하는 전통적인 한의학 이론은 아니지만, 수련성과나 연구성과로 드러난 것을 그대로 표현한 것입니다. 이러한 경맥에 대한 견해가 모든 한의사와 동양학을 연구하는 분들에게 인정받도록 정리되어 발표되기를 기다리며, 여기에 단편적인 모습을 소개합니다.

발 20경은 5개의 발가락 옆으로 흐르는 10개의 경맥에서 각각 발바닥으로 흐르는 음경陰經과 발등으로 흐르는 양경陽經을 합한 것입니다. 단, 여기에서는 음경과 양경을 구분하지 않고 10개의 경맥을 소개하며 장부와의 연결을 설명하고자 합니다.

🦶 손에서 시작해 장부와 연결된 경맥

몸의 구조로 보면 우리 인간은 손을 사용하면서 다른 동물과 차별되는 문명과 문화를 이루어 왔습니다. 도구를 만들고 다루는 것에서 손의 역할은 폭발적으로 증가했고요. 손을 통해 우리와 사물의 소통이 이루어지고 내부적으로는 기운의 조절과 순환 촉발이 일어나 인체 장부 조직의 기능이 활발해집니다. 실제로 손바닥 경맥經脈과 연결된 장부는 생산보다는 전달·순환·조절 기능을 활발하게 합니다.

손의 역할에서 엄지손가락이 주主가 되고 나머지 4개의 손가락은 보조로 기능합니다. 따라서 엄지손가락의 강약에 손 전체 기능의 성패가 달려 있고, 내부 장부 기능도 여기에 따릅니다. 이처럼 중요한 엄지손가락과 연결된 장부는 폐와 심장입니다. 엄지 안쪽에는 폐肺가 연결되어 있고, 바깥쪽에는 심장心臟이 연결되어 있죠. 이를 손가락의 구조로 설명하면 손에서 이루어지는 기능 대부분은 심장과 폐의 도움으로 이루어진다고 말할 수 있습니다. 또 인체의 기능은 심폐의 작용에 의존한다고 말할 수 있죠.

검지는 대장과 위장, 중지는 뇌와 연결되며 최종적으로 뇌하수체와 연결됩니다. 약지는 공간 감각육체적으로 귀, 전신은 몸의 자력과 기의 순환을 조절하며, 소지는 혈의 순환을 조절하면서 전제적인 기의 흐름을 조절합니다.

맨발걷기에서 주된 주제는 발바닥과 발가락과 연관된 경맥이므로 손에 대해서는 이 정도로 간략하게 밝힙니다.

🦶 발에서 시작해 장부와 연결된 경맥

발바닥은 한의학적 관점에서 볼 때 금金의 영역이며, 발가락은 수水의 영역입니다. 발바닥에서 땅의 기운과 접촉하고, 소통과 교류, 출납, 변화가 이루어지며, 발가락에서 우리 몸의 기운과 땅의 기운이 합

해져 새로운 기운이 완성됩니다. 한편으로 발바닥의 중심인 용천湧泉
혈에서 단전과 직접 기운의 소통이 이루어집니다.

발바닥 전체로 보면 금수金水의 영역으로 금과 수의 작용인 소통과
완성이 이루어지지만, 이를 세분하면 발바닥을 지나 발가락과 연결
된 10개의 경맥經脈에서 금수金水의 작용이 일어나는 것입니다. 따라서
10개의 경맥과 연결된 장부와 10개의 경맥의 작용을 알면 좀 더 효과
적인 맨발걷기를 할 수 있게 됩니다.

이 책의 주제는 맨발걷기이기에, 발바닥에서 연유된 경맥과 장부에
대해서는 다음 꼭지에서 자세하게 논하려 합니다.

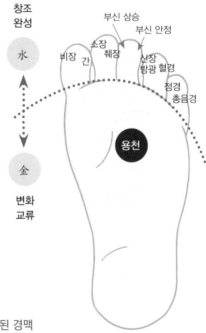

발에서 시작해 장부와 연결된 경맥

02 발바닥과 발가락에 흐르는 경맥

엄지발가락과 비장

우리 손은 엄지손가락을 중심으로 4개의 손가락이 협력하여 함께 활동합니다. 하지만 발가락은 5개가 거의 독립된 활동을 합니다. 그러므로 다섯 발가락의 중요도는 엇비슷하며, 굳이 나누자면 엄지발가락과 중지발가락이 조금 더 주요한 역할을 한다고 할 수 있습니다.

먼저 엄지발가락은 에너지와 몸에 필요한 필수 요소를 생산하는 생산 공장인 간과 재활용 공장인 비장과 연결되어 있습니다. 맨발걷기를 하면 엄지발가락의 경맥經脈이 가장 극적으로 자극을 받습니다. 왜냐하면 엄지발가락의 경맥은 편평한 곳을 걷거나 보통의 신발을 신고 있을 때 자극을 거의 받지 못하는 부위이기 때문입니다. 이것은 엄지발가락과 연결된 장부와 경맥의 작용이 신발을 신고 걷는 우리 현대인들에게는 점점 약해질 수 있다는 의미입니다.

비장의 경맥은 안쪽 복숭아뼈 뒤로 내려와 발바닥 경계라인의 아치를 지나 비경의 태백太白혈을 거쳐 엄지발가락으로 연결됩니다. 현대인의 보편적인 생활에서 가장 많은 자극의 손해를 입은 경맥이므로 선천적으로 비장이 약하게 태어난 어린이들과 중년 이후 비장 기능이 저하되기 시작하였을 때 맨발걷기를 하지 않으면 회복이 어렵습니다.

한방에서 비장을 한마디로 하면 '인체 모든 체액의 재활용 공장'이라고 표현할 수 있습니다. 혈액을 비롯한 체액이 비장을 통과하면서 노후하고 손상된 것은 파괴됩니다. 또한 비장은 파괴된 만큼 새롭게 만들도록 유도하고, 인체에 외부 바이러스나 세균이 혈중으로 유입된 것을 감지하는 센서로 전신 면역을 유도하는 중추이기도 합니다.

태어날 때부터 비장이 취약한 어린이들이 있습니다. 두통과 코피가 잦은 아이들, 배고픔을 호소하지 않고 밥을 삼키지 않고 입에 물고 있는 아이들, 밖으로 돌아다니는 것을 귀찮아하는 아이들이 비장이 약하게 태어난 경우입니다. 이러한 아이들은 성장기를 맨발로 흙과 함께 보내야 합니다.

예전에 아이들이 시골 앞마당에서 맨발로 뛰어놀았던 것처럼 동네 놀이터의 모래밭에서 온종일 뛰어놀아야 합니다. 성장의 1차 완료 시점인 14세에서 16세까지는 가급적 맨발걷기를 일상화해야 합니다.

👣 엄지발가락과 간

엄지발가락의 바깥쪽을 지나는 경맥과 연결된 장부는 간肝입니다. 따라서 평지를 걸을 때 안쪽의 비장보다는 자극을 많이 받지만, 실내 활동 위주의 생활이나 신발을 신고 걸을 때는 간의 경맥이 흐르는 족궁 부위에 자극을 적게 받아 자연스러운 간 기능 향상이 안 됩니다. 실내 활동을 주로 하고 신발을 신으면 '간이 작은 사람'이 되고, 야외에서 많이 활동하고 특히 맨발걷기를 열심히 하면 '간이 큰 사람'이 될 수 있다고 표현할 수 있습니다. 따라서 간의 이상이나 간 기능이 취약할 때에는 맨발걷기를 충실하게 해야 합니다.

우리가 먹는 모든 음식물은 소화·흡수 과정을 통해 간으로 유입되고 대사 과정을 거쳐 내 몸에 맞는 구조로 바뀐 영양물질이 되어 혈관을 타고 온몸으로 퍼집니다. 충실한 소화과정을 통해 흡수된 영양분은 간

비장과 간의 기능이 취약해질 때 드러나는 증상

	비장 (인체 재활용공장)		간 (인체 생산공장)
파괴	• 몸이 무겁고 귀찮음이 잦다. • 가슴이 답답하고 한숨, 하품이 잦다. • 머리가 무겁고 어지러움, 두통이 발생한다. • 얼굴·혈색이 노랗고, 코피가 잦다. • 수시로 졸음이 온다. • 배고픔이 없고, 변비(굵은 바나나변)가 있다.	동화	• 우유부단하며 결정장애가 있다. • 시작할 때 긴장, 두려움, 주저함을 호소한다. • 서운함, 억울함, 울분, 울컥함 등이 잦다. • 소화장애, 특히 지방 소화가 어렵다. • 면역력 저하, 특정 음식에 대한 알레르기를 보인다.
저장	• 숨이 빨리 차고 호흡이 거칠어진다. • 식곤증이 잦으며 자주 체한다. • 어린이들의 경우 밥을 삼키지 않고 물고 있다. • 공부할 때 졸리거나 압박통을 느낀다. • 여성들의 경우 생리 때 힘들다. (생리통, 생리불안증후군)	생산	• 피로하다. 전신 피로와 무기력을 호소한다. • 몸이 예민해진다. • 게으름이 생기고 염치가 줄어든다. • 짜증, 충동이 잦으며 울화가 폭발하기도 하며, 순간적인 참을성이 줄어든다.
면역	• 감기가 심하게 걸렸는데 발열도 없다가 갑자기 기관지염이나 폐렴으로 진행한다. • 특별한 이상이 없는데도 미열이 지속되는 경우가 잦다. • 두드러기나 피부 반점이 종종 발생한다.	창고	• 저혈당 증상이 드러난다. • 허기짐이 발생된다. • 조금만 격해도 호흡이 거칠고 구역감이 발생된다. • 체중이 증가하고 턱선 사라졌다. • 지방간이 진행된다.

의 대사작용 전까지는 이물질異物質, 외부물질이며 간을 통과한 이후부터 우리 몸의 구성성분이 됩니다. 이를 생리학적으로는 동화작용同化作用이라 하며, 한방에서는 이를 물질의 시작을 의미하는 목木의 작용이라 합니다. 인체의 물질적인 출발점이 간에서 이루어지는 것입니다.

일반적으로는 어려움, 두려움, 곤란함, 미지未知에 구애받지 않고 힘차게 시작하는 사람을 가리켜 '간이 큰 사람'이라고 하죠. 실제로 이 표현은 간이 건강한 사람을 가리키는 말입니다. 인체의 물질적인 출발점인 간에서 연유되는 힘이 넉넉한 사람이라는 뜻이니까요. 반면 간이 충실하지 못하면서 간이 작은 사람이라는 소리를 듣습니다. 이럴 땐 맨발 등산을 권합니다. 더불어 간 기능이 취약해지면서 지방간이 발생하고 체중이 증가하면서 턱선이 사라진 분들의 경우, 맨발걷기의 절대 시간을 늘려야 합니다.

🦶 검지발가락과 소장

검지발가락은 음식물을 직접 소화하는 장부와 연결되어 있습니다. 우리 몸의 소화과정은 입안에서 분비되는 침과 저작활동에서부터 시작하나, 소화에서 주요한 역할은 위장에서 녹이는 과정과 췌장에서 분해하는 과정을 거쳐 소장에서 완성됩니다. 따라서 소화력은 소화액을 분비하는 췌장과 소화가 완성되는 소장의 능력에 따라 좌우됩니다.

검지발가락의 안쪽, 즉 간경과 인접하여 흐르는 경맥은 소장과 연결되어 있습니다. 소장은 십이지장에서 대장까지 음식물의 통로 역할을 합니다. 그러므로 일견 공장의 역할보다는 기능적인 작용을 하는 것으로 보입니다. 그러나 실제로는 음식물의 소화를 완성해 간으로 보냄으로써 소장은 영양분을 생산하는 장부의 역할을 합니다. 즉 입안에서 시작해 소화기관을 차례차례 거치면서 입안의 침, 위액, 담즙, 췌액이라는 소화액을 만난 음식물이 최종적으로 소화되는 장소가 십이지장 말단부와 소장 초입부인 것입니다.

소장이 취약할 때 가장 명확하게 드러나는 것은 소화된 것을 흡수하지 못하는 것입니다. 따라서 소장에 약한 사람들은 살이 찌지 않습니다. 소장의 흡수력이 극도로 저하되었을 때 소화된 미즙이 전혀 흡수되지 않고 대장으로 유입됩니다. 이때 드러나는 증상이 설사입니다. 내가 힘 있게 배출하는 것이 아니라 힘을 주지 않은데도 저절로 배출되는 양상을 보입니다.

소장의 흡수력은 수동적인 성격이므로 약하게 태어난 경우에 자연스럽게 살아나기가 어렵습니다. 따라서 소장을 튼튼하게 하는 방법은 유산소운동을 꾸준하게 하는 것입니다. 이런 경우 유산소운동으로 맨발걷기만 한 것이 없죠.

검지발가락과 췌장

검지의 바깥쪽을 흐르는 경맥은 췌장과 연결되어 있습니다. 췌장은 외분비 소화액과 내분비 호르몬을 동시에 분비하는 대사조절 장부입니다. 쉽게 설명하면, 소화액으로 먹는 것을 조절하고 호르몬으로 소비를 조절한다고 할 수 있습니다. 이러한 내외 조절, 소화 조절, 대사 조절을 하는 췌장의 모습을 한의학에서는 토土의 과정이라 하고 조절

· 조화를 이룬다고 표현합니다.

아이들의 경우 췌장이 약하면 먹는 양이 적고 활동성도 떨어지는 모습을 보입니다. 흔히 하는 말로 '잘 먹고 잘 노는' 모습을 보이지 않는 것입니다. 반대로 췌장 능력이 뛰어나서 소화액을 여유 있게 분비하는 경우 활동성도 대부분 왕성합니다. 따라서 어린아이들의 경우 먹는 모습으로 췌장의 건강도와 대사 능력을 어느 정도 유추할 수 있습니다. 먹는 양이 적고 활동성도 줄어들면 먹는 것과 대사의 불균형이 생겨 불안감, 예민함, 산만함의 양상을 보입니다. '까칠하다'라는 표현이 여기에서 연유됩니다.

췌장과 관련해서는 모든 유산소운동이 췌장 기능을 향상할 수 있습니다. 특히 성장기와 중장년기까지는 에너지 대사를 활발하게 하는

소장과 췌장이 취약할 때 드러나는 증상

소장	췌장	
• 많이 먹어도 살이 찌지 않는다. • 설사가 잦다. 　(배변이 저절로 나가는 느낌) • 배꼽 아래 하복통과 서혜부의 　고환통이 드러난다.	성인	• 미각이 예민하다. • 과민성 대장증후군과 역류성 식도염이 동반된 경우가 많다. • 얼굴의 홍조나 입술이 종종 튼다. • 당뇨병의 빌미를 제공한다. • 통증이 명치나 몸의 왼쪽에서 주로 나타난다.
	어린이	• 맛없다는 말을 달고 산다. • 식욕이 없고 입맛의 변덕이 심하다. • 골고루 다양하게 먹기보다는 한 가지를 집중해 먹으려 한다. • 활동성이 떨어지거나 산만함, 까칠함이 있다. • 마른 아이들이 많다. • 같은 음식도 몸 상태에 따라 맛이 달라진다.

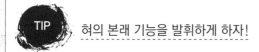

혀의 본래 기능을 발휘하게 하자!

　몸에는 소화를 담당하는 여러 장부가 있습니다. 소화는 크게 보면 물리적인 운동과 화학적인 소화의 합에 의해 이루어지는데, 물리적인 운동은 입안에서 씹는 것과 위장의 운동이 중심이 되며, 화학적인 소화는 췌장액의 분비가 중심이 됩니다. 모든 소화는 췌장액과 만나면서 완성되는 것이죠. 이를 간략하게 설명하면 다음과 같습니다.

- 탄수화물 : 침과 췌장액이 합해져 소화가 완성된다.
- 단백질 : 위액과 췌장액이 합해져 소화가 완성된다.
- 지방 : 담즙과 췌장액이 합해져 소화가 완성된다.

　그러므로 다른 장부에서 소화액이 넉넉하게 분비되어도 췌장액 분비가 이루어지지 않으면 음식이 온전히 소화되지 않죠. 췌장액 분비 상황에 따라 소화능력이 결정된다고도 말할 수 있습니다.

　우리는 흔히 혀에서 느끼는 맛에 의존해 음식을 먹습니다. 맛있다/맛없다, 간이 맞다/짜다/싱겁다 등으로 구분하여 맛있는 것을 먹으며 영양을 섭취하고 먹는 즐거움을 영위합니다. 그러다 보니 혀의 미각이 맛을 구분하고 즐기는 것이 목적인 것으로 인식하게 되는데, 실제로는 혀의 미각은 음식을 감별하기 위한 것입니다. 우리가 소화할 수 있고 필요한 것은 맛있다는 신호를 보내 삼키게 하고, 소화하기 어렵고 불필요한 것은 뱉어내게 하는 역할을 합니다. 다시 말해, 음식 감별이 혀의 본래 역할이고, 맛에 따른 즐거움을 생산하는 것은 그에 뒤따르는 부수적 효과인 거죠.

　사람마다 좋아하는 음식이나 음식을 먹는 취향이 다른 것은 췌장을 중심으로 한 소화액의 분비 상황이 다른 것에도 연유합니다. 기호도 소화액 분비에 따라 달라진다는 것이죠. 유독 식사량이 적은 경우, 고기를 선호하는 경우, 야채와 과

일을 좋아하는 경우, 식사량이 많은 경우 등 사람들은 저마다의 소화 상황에 따라 소화할 수 있는 음식을 먹게 됩니다.

따라서 췌장액 분비 상황에 맞추어 먹는, 흔히 비위에 맞는 음식과 식사량은 혀를 통해 판단하면 되는데, 요즘은 혀가 진실하게 자기 기능을 못 하는 경우가 많습니다. 췌장에서 혀에 올바른 신호를 보낸다고 해도 조미료, 감미료, 기름 등으로 음식이 코팅되면 혀가 맛있다는 잘못된 판정을 하는 것이죠. 혀가 소화 여부의 감별이라는 제 기능을 잃어가는 것입니다. 그래서 인공 첨가물로 혀를 속이는 음식에 대해서는 적절한 조절이 필요합니다.

비위를 맞추는 것은 소화능력에 따라 먹는 것이며, 건강한 삶의 기본이고 만병 치료의 시작입니다. 우리 혀가 제 기능을 하고 우리가 혀의 감각에 충실하게 생활한다면 비위의 균형을 맞추는 것은 그리 어렵지 않습니다. 인공 첨가물을 제한해서 혀의 감각을 되살리면서 그 감각에 맞게 음식을 먹으면 비위가 균형을 이루고 소화도 잘 시켜 건강해질 수 있습니다. 바른 식생활과 건강, 특히 어린이들의 경우 건강한 성장을 위해 혀의 진실한 기능을 되찾는 것이 중요하죠.

특히 췌장 기능이 약한 어린이들은 독특한 특징이 있습니다. 첫째, 먹는 양의 기복이 심합니다. 둘째, 식욕이 없고 입맛의 변덕이 심하다. 셋째, 한 가지 음식만 먹으려 하는 경향을 보입니다.

이러한 경향성을 보이는 아이들은 골고루 먹이려 하지 말아야 합니다. 억지로 골고루 먹으면 소화액의 분비가 안 된 상태에서 음식을 먹기 때문에 소화가 안 되고, 억지로 소화시키려 췌장을 혹사해 점점 소화능력이 저하됩니다. 따라서 이럴 땐 아이들한테 음식을 오래 씹는 것을 권하는 한편, 맛있으면 먹고 맛없으면 안 먹을 자유를 주는 것이 가장 필요합니다.

모든 운동이 췌장 기능을 촉발합니다. 운동을 열심히 하였더니 배가 고파졌다거나 입맛이 살아났다는 경험담이 나오는 것은 이 때문입니다. 그러므로 좋아하는 운동을 하면 됩니다. 그러나 성장기 어린이가 일반적인 유산소운동이 어려운 경우, 맨발걷기를 권합니다. 맨발걷기는 췌장의 구조를 튼튼하게 하고 입맛이 살아나 밥 잘 먹게 만듭니다. 또 췌장의 구조적인 손상이 있는 경우 맨발걷기가 도움이 됩니다.

중지발가락과 부신

중지의 안쪽은 부신의 상승, 바깥쪽은 부신의 안정을 도모하는 경맥이 연결되어 있습니다. 이를 양방의 표현으로 바꾸면, 중지의 안쪽은 교감신경의 항진, 바깥쪽은 부교감신경의 활성화를 도와주는 경맥인 것입니다. 이러한 경맥의 흐름 때문에 침 치료를 할 때 안쪽과 바깥쪽을 구분해서 시술합니다. 그러나 맨발걷기에 따른 경맥의 자극은 부신이라는 조직의 구조를 튼튼하게 합니다. 부신의 상승과 안정을 함께 도모할 수 있는 거죠. 맨발걷기를 하면 우리 몸의 호르몬 생산과 준비를 조율하는 부신副腎에서 가장 직접적인 변화가 일어납니다.

또 겉보기에도 발가락의 중심에 위치한 중지는 실제로도 발의 중심적인 역할을 합니다. 중지의 경맥은 발바닥 중심인 용천혈湧泉穴과 연결된 경맥이기 때문이죠. 지기地氣와 소통의 관점으로 볼 때 단전과 직통으로 연결된 대주천의 통로라는 거죠.

그래서 중지와 연결된 경맥의 순환이 원활치 않으면 단전丹田과의 소통이 소원해지고 부신의 기능이 저하됩니다. 한방에서는 이를 단전

정체丹田停滯라 하며, 이에 따른 피로를 설명하고 있습니다.

양방의 관점에서 부신은 피질과 수질에서 다양한 호르몬이 분비되며, 이 호르몬의 분비 상태에 따라 전신의 기능과 활동성이 달라집니다. 부신의 구조가 튼튼하면 호르몬의 생산량이 늘어나면서 조절 능력이 안정감을 가집니다. 따라서 활동할 때 충실한 상승, 휴식을 취할 때에는 충실한 안정을 이루며, 이러한 활동과 휴식의 폭이 넓을수록 건강하다고 할 수 있습니다. 반대로 부신의 구조가 약해지면 부신 기능이 저하되면서 호르몬의 분비 저하와 원활한 조절이 안 되면서 부신피로증후군이라 표현하는 피로 상태가 됩니다.

🦶 약지발가락과 신장·방광 그리고 혈액

넷째 발가락인 약지의 안쪽을 흐르는 경맥은 신장과 방광을 포함한 비뇨기계와 연결되어 있습니다. 소변을 만들고 운반하고 배설하는 기능과 관련이 있는 거죠. 따라서 약지발가락을 자극하면 소변의 생산과 배출과 연관된 신장, 방광, 요로, 요도, 전립선의 구조를 튼튼하게 할 수 있습니다.

약지의 자극은 야뇨증이나 긴장으로 소변을 자주 보는 아이들에게 개선할 수 있는 기반을 제공해, 신장과 방광의 구조를 튼튼하게 할 수 있습니다. 5세 이상에서도 야뇨를 보이는 경우, 외출만 하려면 소변이 마렵다는 아이들은 맨발걷기를 열심히 하거나 약지발가락과 발바닥을 자극해주면 점점 개선됩니다.

약지발가락의 바깥쪽을 흐르는 경맥은 혈액을 튼튼하게 해주는 역할을 합니다. 혈구血球를 튼튼하게 하고 혈액의 생산을 유도하죠. 그래서 혈경血經이라 표현합니다. 또 한방에서는 뼈를 튼튼하게 하기 위해서는 약지발가락의 혈을 자극하는데, 양방의 관점으로 보면 혈액은 골수에서 생산되기 때문에 뼈의 구조를 튼튼하게 한다고 말할 수도 있습니다.

그러므로 성장기에 성장이 부진할 때 약지와 연결된 경혈점에 침을 놓거나 자극하면 도움이 됩니다. 또 혈액생성 저하의 대표적인 증상인 빈혈이 있는 경우 엄지발가락과 약지발가락의 경맥을 충실하게 자극하거나 침 치료를 병행하면서 맨발걷기를 열심히 하면 치료됩니다.

소지발가락과 정 그리고 총음

다섯 번째 발가락인 소지의 안쪽은 정精을 튼튼하게 하는 경맥입니다. 여기에는 중의적인 의미가 있는데, 광의로 보면 정·기·신精氣神의 정을 튼튼히 하는 것이고, 협의로 보면 정액精液을 튼튼히 하는 것입니다. 다시 말해, 소지의 안쪽을 흐르는 경맥을 정경精經이라 칭할 수 있으며, 회음혈會陰穴을 통과해 남성에서는 고환과 연결되어 정액 생산량을 증가시키고, 여성에서는 난소와 연결되어 배란을 활발하게 유도합니다. 따라서 남자의 정력, 여성의 생식 능력이 마지막 발가락에 의해 증감될 수 있습니다.

소지의 바깥쪽과 연결된 경맥은 우리 몸의 전체 구조를 튼튼하게 돕는 총음總陰경입니다. 발바닥에서 머리끝까지 연결되면서 뼈를 튼튼하게 하고 세포를 튼튼하게 하는 경맥입니다.

03 한의학과 맨발걷기의 지향점, 수승화강

🦶 수승화강이란

　한의학 치료의 궁극적 지향점은 수승화강水升火降을 이루는 것이라 할 수 있습니다. 이는 한약처방 목표이자 침 치료의 목표이기도 합니다. 또한 맨발걷기의 지향점이기도 하죠. 실제로 맨발걷기를 충실하게 하면 수승화강의 과정을 몸으로 구체적으로 체득할 수 있습니다.

　수승화강水升火降을 글자 그대로 풀이하면 '물은 위로 오르고, 불은 아래로 내려라' 입니다. 차가운 기운을 올라가게 하고 뜨거운 기운은 내려가게 해야 건강을 유지할 수 있다는 뜻이죠. 본래 음양오행설에서 나온 용어인데, 우주에서 물만물의 근원은 수증기가 되어기화氣化되어 하늘로 올라가며, 불태양의 따뜻함은 땅속에 흡수돼 내려간다는 뜻으로, 그렇게 되어야 우주가 음양의 조화를 이루고 생명체들이 살아갈 수가 있습니다.

　이 이론을 인체에 적용할 때 상하上下와 수화水火의 개념에 대한 정의가 선행되어야 합니다. 인체에서 생리적인 상上, 즉 위는 직립보행하는 지금의 인간보다는 네 발 달린 동물의 개념으로 이해하는 것이 편합니다. 좀 더 확연하게 이해하려면 생선의 등과 배로서 상하의 개념을 살펴보는 것이 생리적인 상하上下의 개념을 이해가 쉽습니다. 그러니까 상上은 항문 위부터 시작하여 등과 머리, 얼굴의 코와 윗입술까지이며, 하下는 아랫입술부터 시작하여 흉부, 복부 그리고 항문까지의 영역을 말합니다.

수화水火의 개념에서 수水는 물질이면서 시작의 명분名分을 말하며, 화火는 기능機能이면서 들어오는 작용을 말합니다. 그러므로 한의학에서 수승화강이라는 물질(정精)을 기화氣化시켜 기운을 만드는 수승의 과정, 기운·의식·감정을 모아 하기下氣시켜 다시 정精으로 만드는 화강의 과정을 말하며, 이러한 순환이 생명활동의 기본이며 치료의 지향점입니다.

수승화강의 뜻이 가장 극명하게 드러나는 곳이 한의학의 경맥經脈 체계에서 독맥督脈과 임맥任脈의 순환입니다. 독맥督脈은 단전丹田에서 출발해 등 쪽으로 순환하면서 각 장부조직의 기능을 촉발하면서 입천장까지 순환하는데, 이를 수승의 과정이라 합니다. 임맥任脈은 아랫입술에서 출발해 흉부와 복부를 거쳐 아랫배의 단전丹田까지 순환하는데, 이를 화강의 과정이라 합니다. 이러한 독맥과 임맥의 순환 사이클을 소주천小周天이라 하며 수승화강의 순환통로라 합니다.

수승화강은 선도仙道의 수련이나 불교의 수련 때 좀 더 의미가 확장됩니다. 예컨대, '좌선법'에서는 좌선이란 마음에 있어서 망념을 쉬고 진성을 나타내며, 몸에서는 화기를 내리고 수기를 오르게 하는 공부로서, 망념이 쉬면 수기가 오르고 수기가 오르면 망념이 쉬어서 몸과 마음이 한결같으며 정신과 기운이 상쾌할 것이라고 했습니다.

🦶 수승화강이 원활하게 이루어지지 않으면

수승화강이 되지 않으면 온전한 생명활동을 유지할 수 없습니다. 인체의 모든 불협화음은 수승화강이 이루어지지 않은 결과라 할 수 있습니다. 수승화강은 기본적으로 우리 몸의 세 가지 보물三寶인 정精, 기氣, 신神의 순환을 말하는 것으로, 수승의 과정은 정精이 기화氣化하여 신神이 완성되는 과정이며, 화강의 과정은 신神이 하기下氣하면서 정精으로 귀납歸納하는 과정입니다. 이러한 정과 신의 순환과정은 혈액의 순환, 호르몬精 순환, 기운과 기분의 순환, 의식과 의지의 생성과 작용을 포괄합니다.

수승화강이 원활하지 못하면 여러 증상이 나타날 수 있는데, 크게 드러나는 가시적인 증상은 다음의 몇 가지로 나누어 볼 수 있습니다.

① 머리와 얼굴에서 항상 열감을 느낀다.

머리가 아프고, 갱년기 증상처럼 열熱이 올라오며, 머리카락이 빠지는 증상이 나타납니다. 눈과 머리의 건조감·압박감을 동반한 피로가 나타나며, 안면에 홍조와 열감이 나타납니다. 이때 치료의 핵심은 머리를 맑게 하는 것입니다. 찬물로 세수하거나 스님처럼 머리를 밀거나 짧게 자르면 열감을 완화할 수 있습니다. 국화꽃으로 만든 베개를 베고 자는 것도 좋은 방법인데, 국화꽃은 반드시 늦가을 서리를 맞고 딴 것이어야만 찬 성질이 있습니다.

② 발에서 자주 한기를 느낀다.

발이 시리고寒 저리며, 냉冷이나 낭습囊濕으로 고생하거나 허리가 불편한 증상 등이 나타납니다. 이럴 때는 발을 따뜻溫하게 하는 것이 좋은데, 족욕을 하고 수면 양말을 신은 채 잠을 자면 좋습니다. 걷기도 좋은 방법인데, '하염없이' 걷다 보면 발까지 혈액순환이 잘되고 마음도 편안해집니다.

③ 순환통로인 가슴과 배에 막힘이 있다.

머리는 열감을 느끼고 발에서 한기를 느끼면 머리와 발의 순환통로인 가슴과 가운데에 해당하는 배 부위는 당연히 순환이 안 됩니다. 그래서 가슴에서 답답함과 마음의 불안이 드러나며, 밥맛도 없고 소화가 안 되며 변비로 고생하게 되지요. 이때 치료의 핵심은 소통疏通이 되게 하는 것입니다. 그러나 머리를 차게 하고 발을 따뜻하게 하여 근본을 치료하지 않으면, 그 소통은 일시적일 수밖에 없습니다.

④ 마음이 불안정해진다.

수승화강이 원활하지 않다는 것은 육체와 정신의 괴리가 있는 것으로, 생각은 정리되지 못하여 잡념이 많고 마음은 혼란한 감정의 진폭이 있어 겉으로 나타난 것입니다. 정도가 심해지면 정신의 혼란이 야기되며 마음의 불안정을 초래하여 우울증이나 공황장애 등의 증상으로 발현됩니다.

⑤ 수면 불안이 드러난다.

수승화강에서 화강의 과정이 극단적으로 드러나는 상태가 입면入眠, 즉 잠들 때의 모습입니다. 잠들기 시작하는 시점은 화강火降이 가장 왕성한 때입니다. 예를 들어 화강이 순탄한 어린이들의 경우 머리에서 땀을 흠뻑 흘려 체열을 발산하면서 화정신: 의식, 무의식 포함가 단전으로 내려가면서 쉽고 빠른 숙면의 세계로 파고듭니다. 그러나 화강이 되지 않으면 머리의 열을 발산하지 못하면서 숙면의 세계로 쉬이 접어들지 못하고 얕은 잠을 자면서 자주 깨는 상태가 됩니다.

밤과 낮의 균형이 수승화강의 시작

수승화강은 자연스러운 천지자연의 흐름입니다. 이것이 인체에도 그대로 적용되는 것입니다. 따라서 우리 몸에서 원활한 수승화강이 이루어지면 자연의 흐름과 동조하는 것이죠.

수승화강을 묘사할 때 한방에서 임맥任脈과 독맥督脈의 소주천을 논하였다면, 양방의 개념으로는 심장을 중심으로 동맥혈動脈血의 순환이 수승의 과정이고, 정맥혈靜脈血의 순환이 화강의 과정이라 말할 수 있습니다. 이러한 과정을 확장하면 낮의 활동은 수승水升의 과정이고 밤에 이루어지는 수면 중 휴식과 회복은 화강火降의 과정이라 할 수 있습니다.

따라서 일상에서 수승화강이 원활하게 이루어지는 모습은 낮의 왕성한 활동과 밤의 숙면이 균형을 이룬 상태입니다. 그러나 최근의 경향은 우리의 낮 활동량이 절대적으로 많아 수승 과정이 흐트러지고 그에 따라 화火가 치솟는데도 밤 수면의 양이 절대적으로 적어 화火가 내려오는 시간이 절대적으로 부족한 상황입니다. 일상생활에서 수승화강의 흐름을 흐트러진 것이죠. 그러므로 수승화강을 이루려면 낮 활동과 밤 수면의 균형을 회복하는 것이 먼저입니다. 그런 다음 부족한 부분은 한약의 도움을 받는 것이 필요합니다.

　일반적으로 한의학적 관점에서 수승화강을 직접적으로 조율하는 단전의 힘을 논할 때, 어린이들이 단전의 힘이 가장 왕성하고, 점점 소모되어 노인이 되면 쇠衰하여 단전의 힘이 종료될 때 삶을 마치는 것으로 봅니다. 이러한 단전의 힘과 비례하는 것이 잠자는 시간입니다. 즉 단전의 힘이 왕성할수록 수면시간이 많이 요구되기도 하고 오래 잘 수도 있습니다. 신생아는 대부분 시간을 잠을 자며 보내고, 어린이들은 대략 10±2시간, 청소년은 8±2시간, 성인은 6~8시간 정도 수면시간이 요구됩니다. 특히 요즘은 충분히 잠을 못 자는 어린이들이 많은데, 어릴 때부터 수승화강이라는 생명의 순환고리가 흐트러지는 건 안타까운 문제가 아닐 수 없습니다.

　이를 인체의 생체배터리인 단전의 관점에서 설명하면 이해가 쉽습니다. 우리는 타고난 생체배터리로 일생을 보냅니다. 충실한 충전과 방전이 이루어진다면 가지고 있는 역량을 충분히 발현할 수 있지만, 수면시간의 부족으로 충분한 충전이 이루어지지 않으면 생체배터리의 능력이 저하되고 방전의 효율마저 떨어지면서 전체적인 활용의 효율이 극히 낮아집니다. 따라서 이를 개선하고 수승화강을 이루는 방법은 숙면을 통한 생체배터리의 온전한 충전을 이루는 것부터 시작해야 합니다.

　숙면을 위해 한의학과 동양의 이론적 기반이 되는 심기일체心氣一體를 이용할 수 있습니다. 마음이 가는 곳에 기氣가 간다는 것인데, 단전에 의식을 두면 기운이 단전으로 흘러 수승화강을 이루면서 수면을 도와줍니다.

　배꼽 아래 3~4cm 정도의 위치에 있는 단전에 의식을 집중하고 호흡으로 들어온 기운과 몸의 기운이 단전으로 모이는 것을 관조합니다. 이때 집중력이 흐트러지기 쉬우므로 이를 보조하기 위해 단전 위치에 소금주머니를 올려두거나 파스를 동그랗게 오려 붙이고 의식을 집중하면 좀 더 쉽게 단전으로 기운의 흐름을 인도할 수 있습니다. 아울러 잠을 잘 때 단전 위치에 양손을 포개어 올려놓고, 단전과 양손에 의식을 두면서 잠을 청하면 머리에서 따로 놀던 기운이 단전으로 흐르면서 수면에 이를 수 있습니다.

한편으로 의식을 발바닥에 두는 것도 수승화강과 수면에 도움이 됩니다. 넓게는 발바닥 전체에 의식을 두어도 되며, 구체적으로 용천혈湧泉穴에 의식을 두면 도움이 됩니다.

이런 방법은 숙면에 분명 실질적인 도움이 됩니다. 하지만 맨발걷기를 충실하게 한 후 수면을 취하면 숙면의 세계로 더 빠르고 깊게 진입할 수 있습니다. 맨발걷기를 충실히 하면 이미 수승화강을 이룬 상태가 되어 수면의 길을 닦아놓고 자기 시작하는 것과 마찬가지이니까요.

🦶 바른 식생활은 수승화강의 기본

우리 몸에 가장 직접으로 영향을 미치는 것은 먹는 것입니다. 따라서 먹는 것의 원칙과 기준을 정해야 하며 먹는 것의 조화와 균형이 필요합니다.

바른 식생활에 대해서는 여러 주장이 있습니다. 기본적으로는 자기 자신에게 필요한 만큼, 소화할 수 있을 만큼 먹는 것입니다. 그런데 여기에 식도락이라는 즐거움과 생존에 대한 기본욕구, 기분이라는 변

수 등이 합쳐져 잘 먹는 것이 쉽지 않습니다.

한방적인 개념에서 바른 식생활의 기본은 기름진 고기와 탄수화물이 가득한 식단膏粱厚味을 피하고 비위에 맞추어 먹는 것입니다. 이러한 바탕 아래 최근에 많은 전문가들이 적극적으로 주장하는 식사법 중의 하나가 원시인 식사법입니다. 우리 인간의 유전자에 가장 잘 맞는 식사법인데, 우리 몸에 맞을 뿐 아니라 우리 몸이 가장 효과적으로 소화흡수를 할 수 있어 우리가 건강해진다는 관점입니다. 이런 관점을 토대로 주창된 식사법이 '팔레오 식단'입니다.

팔레오 식단은 250만 년 전의 원시인과 비교할 때 현대인들의 유전적 신체 조건은 크게 바뀐 것이 없으나, 1만 년 전의 농업혁명으로 급격하게 바뀐 식단에 인류가 적응하지 못해 많은 신체적 문제가 발생하고 있다는 인식에서 출발했습니다. 농업혁명 이후 곡식을 재배하고 가축을 사육하면서 우리 식탁에 곡류, 콩류, 유제품 같은 식품이 등장했는데, 이러한 식단으로 인해 많은 질병이 초래되었다는 거죠. 따라서 팔레오 식단을 주장하는 이들은 현대인도 원시인과 같은 식단을 유지하면 만성질병과 과체중을 극복하고 건강을 되찾을 수 있다고 이야기합니다. 이런 맥락에서 수렵-채취인 식단, 동굴인 식단, 석기시대 식단 등으로 불리기도 합니다.

농업혁명 이전의 선사시대 식단을 따르는 팔레오 식단은 신석기 시대 이후에 등장한 식재료의 섭취를 제한하는데, 특히 유제품, 곡류, 콩류, 가공유, 정제된 설탕과 소금을 멀리합니다. 그리고 주류주로 곡류를 발효한 술와 커피 등의 음료 섭취도 제한합니다.

팔레오 식단의 주장은 일견 타당해 보입니다. 나아가 현대인이 원시인과 같은 유전자를 가지고 있다는 전제를 유지한다면 다른 측면에서 건강에 도움이 되는 식사법을 얻을 수 있지 않을까 생각합니다.

한의학계에서도 우리의 육체적 정신적 질환의 시작이 화식火食에서부터 출발했다는 언급이 있습니다. 화식은 자연을 벗어난 가공식의 시작입니다. 그래서 인간이 화식하면서 자연과 멀어지고 불균형과 부조화로 점점 질병이 늘어난 것입니다. 수긍이 가는 부분이 있습니다. 그러나 다른 한편으로는 화식火食을 함으로서 제한된 먹거리에서 벗어나 다양한 음식을 먹을 수 있는 자유를 얻고 건강과 수명의 연장을 얻었다는 결론에 도달할 수도 있습니다.

화식을 하기 전에는 안전하게 먹을 수 있는 것은 생선과 과일의 과육, 그리고 몇 가지 풀뿐이었습니다. 여기에 불안정하고 불규칙하게나마 먹을 수 있는 것이 육류와 몇 가지 열매가 더해지겠죠. 그 외의 것은 잘못 먹으면 탈이 나고, 어쩔 수 없이 먹는 경우에는 생사를 넘나드는 고생을 하기도 했을 겁니다. 지금 우리는 화식의 바탕에서 다양한 요리법이 발달하여 좀 더 소화가 쉽고 맛있는 음식을 다양하게 섭취해 건강한 삶과 장수長壽의 복을 누리게 되었다고 생각할 수도 있습니다.

따라서 어떤 식사법이든 절대적인 것은 없습니다. 개인에게 맞는 식단을 소화할 만큼 먹는 것이 가장 좋죠. 다만, 수승화강의 관점에서 추천할 만한 것이 원시인 식사법이므로 내용을 좀 더 자세히 소개하겠습니다.

🦶 수승화강으로 이끄는 원시인 식사법

① 먹는 것은 생존

우리의 오관 감각의 가장 기본적인 목적은 생존입니다. 첫 번째 사명은 생존이고, 여유가 있을 때 즐거움과 가치 있는 행동을 위해 사용합니다. 미각 역시 마찬가집니다. 이 음식에 독이 있는가/없는가 구분하는 것이 미각의 절대적인 사명이죠. 또 이 음식이 필요한가/불필요한가, 이 음식을 소화할 수 있는가/없는가는 기본적인 역할입니다.

우리 선조들은 생존하기 위해 기름지고 달고 짠 음식을 가능한 한많이 먹는 것이 중요하다고 여겼습니다. 반면에 신맛 나는 음식에는 위를 상하게 할 수 있는 위험요소가, 쓴맛 나는 음식에는 독이 들어있을 위험요소가 있다고 믿었습니다.

② 넉넉한 식이섬유

원시인들은 간혹 사냥에 성공하기 전까지는 주로 채식해야 했습니다. 채소와 과일의 채집은 주로 여성들이 담당했고 섭취하는 음식물의 80%를 차지했다고 해요. 사냥은 20% 정도였고요. 섬유질이 풍부한 식물성 식품이 주를 이루었던 것이죠. 따라서 원시인들은 식이섬유소에 대해서는 걱정할 필요가 없었습니다. 항상 넉넉하게 취할 수 있었죠.

③ 비교적 넉넉한 단백질

채집이 주를 이루었고 사냥에 성공하는 일이 흔치는 않아도 매머드같은 대형 동물부터 흰개미처럼 작은 곤충에 이르기까지 무수히 많은 종류의 포획물을 통해 단백질을 섭취했습니다. 사냥한 동물만으로도 원시인들은 부족하지 않은 단백질을 섭취했죠.

석기시대 사냥하는 사람들은 포획물을 먹으면서 그 동물의 힘이 그대로 자신에게로 넘어오기를 바랐습니다. 동물들의 독립성과 자긍심, 특히 다른 동물을 사냥할 때의 무자비한 정확성 같은 특성도 희망했죠. 그만큼 사냥은 그들에게 중요했습니다.

④ 부족한 단맛

모든 사람은 태생적으로 단것을 좋아합니다. 진화론적인 관점에서 볼 때 인간과 영장류가 단것을 선호하는 것은 매우 중요합니다. 왜냐하면 단것은 입을 만족시킬 뿐만 아니라 배를 부르게 하지만, 위험물질이 전혀 없기 때문입니다. 자연에는 달콤한 맛을 내는 독극물이 존재하지 않습니다. 따라서 단맛에 대해서는 거부감이 없고 항상 갈구하게 되었습니다.

단맛의 공급원은 잘 익은 과일과 달콤한 꿀이었습니다. 이것들은 열량이 높고 비타민도 풍부한 영양원이었지만 얻기가 힘들었고, 그래서 더욱 소중했습니다. 그래서 원시인들은 언제 어디서든 이 소중한 것을 보는 즉시 먹었고, 위험하고 험난하긴 했지만 항상 과일이 많은 숲을 찾아다녔습니다.

⑤ 부족한 짠맛

우리 몸은 단 음식뿐 아니라 물기가 많은 음식과 짠 음식도 갈망합니다. 염분에 대한 갈망 역시 원시인의 체질에 영향받은 것으로 설명합니다. 원시인의 경우 염분 섭취는 자연적인 음식물 섭취에 의존했

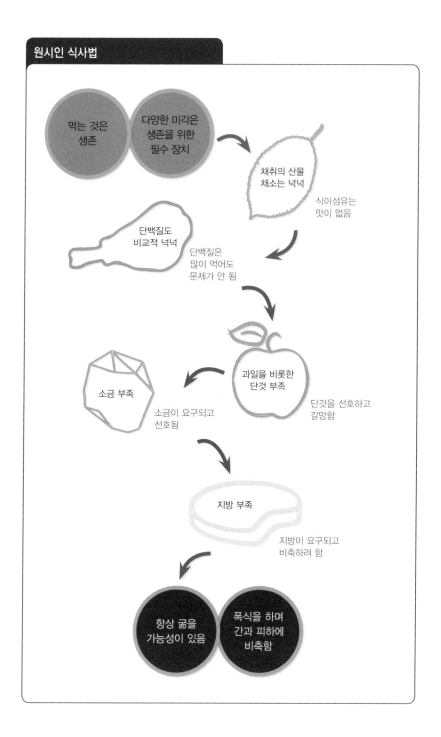

먹는 것은
생존

다양한 미각은
생존을 위한
필수 장치

채취의 산물
채소는 넉넉

식이섬유는
맛이 없음

단백질도
비교적 넉넉

단백질은
많이 먹어도
문제가 안 됨

과일을 비롯한
단것 부족

소금 부족

단것을 선호하고
갈망함

소금이 요구되고
선호됨

지방 부족

지방이 요구되고
비축하려 함

항상 굶을
가능성이 있음

폭식을 하며
간과 피하에
비축함

습니다. 그러니 염분 요구를 다 채우지는 못하였으며 이를 메우려는 경향으로 짠맛에 대한 욕구와 갈망이 이어져 오고 있습니다.

⑥ 부족한 지방

원시인 식단에서 단백질은 기복이 있긴 해도 넉넉했던 반면 지방은 부족했다고 합니다. 왜냐하면 오늘날 우리가 먹는 지방이 풍부한 육류와 달리 야생동물에게는 지방이 상당히 적었기 때문입니다. 따라서 원시인들은 부족해질 가능성이 높은 고열량 성분, 다시 말해 기근이 계속되는 시기에 생명을 유지하는 데 중요한 에너지 창고의 역할을 해줄 지방이 필요했고, 가능할 때 최대한 많이 먹어 피하지방조직을 가능한 한 두툼하게 쌓는 일에 전념했습니다. 이러한 메커니즘이 현대인 비만의 주된 요인으로 작용하고 있습니다.

⑦ 언제나 굶을 수 있다는 염려

원시인들은 먹을거리가 생기면 일단 배가 터지도록 먹어두었습니다. 먹을 기회가 자주 있는 것이 아니기 때문이죠. 사냥에 실패하고 채집이 쉽지 않은 계절이 되면 장기간 굶어야 하는 경우가 많았습니다.

그래서 우리 위는 태곳적 이래로 폭식에 잘 적응해 왔습니다. 속이 비어 있을 때는 20cm 길이의 팽팽한 주머니와 비슷하며 용적이 평균 800cc이지만, 필요하면 3배까지 늘어나서 2.5리터나 되는 음식물을 받아들인 다음 아주 천천히 그리고 조금씩 소장으로 밀어냅니다. 이런 위의 기능은 거의 변화가 없었습니다. 위에서 소화된 미죽 상태의 음식물은 소장에서 흡수되어 간에 저장되며 넘치면 피하에 저장되죠.

현대인과는 달리 원시인들은 먹을거리를 얻으려면 몸을 많이 써야

했고, 이에 따라 에너지도 훨씬 더 많이 소비했기 때문에 굶는 기간은 생사의 갈림길에 서게 됩니다. 매일 10시간에서 12시간 정도 주말도 휴가도 없이 걸어 다녔습니다. 거기다 가끔은 무거운 짐을 지고 다니기도 했고, 심지어 달려야 하는 때도 적지 않았죠. 따라서 기회가 되면 많이 먹고 많이 비축해야 했습니다.

⑧ 하루 한 끼, 나머지는 상황에 따라

원시인의 하루 일상은 아침과 점심을 다 챙겨 먹을 여유가 없거나 시간이 부족했습니다. 안정적으로 여유로운 식사를 할 수 있는 시간은 안전한 거주지로 돌아온 저녁때뿐이었죠. 우리 인간은 오랜 기간 저녁을 충실하게 먹으며 진화했으며 이때 충분히 먹고 소화할 수 있었습니다. 따라서 현대를 살아가는 우리도 저녁때 식욕이 가장 왕성하고 가장 많이 먹을 수 있으며 먹은 것을 소화할 수 있습니다. 실제로 보통의 경우 저녁은 1차, 2차, 3차로 연속해서 먹을 수 있으며 대부분 무난하게 소화하여 문제가 되지 않습니다.

반대로 아침은 식욕이 미진하고 안 먹어도 일상생활에 별다른 문제가 없습니다. 특히 식욕이 가장 왕성할 나이인 초중고생들마저도 아침을 안 먹어도 별다른 욕구불만이 없죠. 단, 아침을 적당히 먹으며 소화기 점막의 활동성이 좋아지면서 정맥 흐름이 활발해지고 두뇌의 혈액순환이 활발해져 머리가 깨어납니다. 다시 말해, 아침은 머리를 맑게 하기 위한 식사인 거죠.

점심點心은 글자 그대로 해석하면 마음에 점을 찍듯이 먹는 음식이라는 의미입니다. 음식이란 지극히 물질적인 것인데 몸이 아니라 마음에 점을 찍는다고 표현했을까요? 점심은 우리 몸이 필요로 하는 영양의 충족보다는 마음의 만족, 즉 즐기기 위한 요구에 부응하기 위한 것입니다. 그래서 점심에는 정찬보다는 주로 혀를 만족시키고 마음을 만족시키는 분식 같은 가벼운 식사가 더 댕기는 거죠.

따라서 하루 세 끼는 이렇게 정의할 수 있습니다.

아침은 두뇌를 위한 식사,
점심은 마음을 위한 식사,
저녁은 몸을 위한 식사.

수승화강을 원활하게 해주는 건강한 생활관리

맨발걷기는 발바닥으로 화火를 내리는 것을 시작으로 하여 땅의 기운과 결합된 진기眞氣(수水)가 올라와 기운을 순환시켜 수승화강을 완성하는 것입니다. 따라서 맨발걷기를 충실하게 하면 수승화강의 이치에 맞는 온전한 기의 순환고리를 만들어집니다. 다만 맨발걷기 이외에도 수승화강을 도와주는 다양한 방법이 있습니다.

① 생각, 특히 잡념을 줄여야

우리가 하는 생각 중 대부분은 쓸모없거나 걱정이라고 합니다. 실제로 생각이 많으면 뇌에서 소모되는 산소량이 증가하고 이를 위해 혈액의 공급이 늘어날 수밖에 없습니다. 이것은 열이 위로 오르게 하는 지름길이죠. 지금 당장 생각을 줄이세요. 머리가 맑아지고 마음도 편해질 것입니다.

② 손끝으로 머리를 두드려야

자리에 앉아 컴퓨터 모니터와 씨름하며 머리를 많이 쓰는 분들은 머리에 쥐가 날 정도로 지끈지끈함을 느낄 때가 많을 것입니다. 특히 오후에는 졸음이 몰려오고 멍한 상태가 되기 쉽죠. 이런 상태의 지속은 머리의 과부하와 긴장을 초래합니다. 긴장을 해소하기 위해 손끝을 세워 머리 전체를 골고루 두드려 주세요. 툭툭 가볍게 또한 리드미컬하게 두드리는 것이 중요합니다. 두피의 긴장을 해소하고, 피부와 모세혈관을 자극해 정체된 기혈순환이 원활해집니다. 두피 자극 효과도 있어 탈모방지에도 도움이 된다고 하니 일석이조이지요.

③ 반신욕과 족욕의 생활화

두한족열頭寒足熱이라는 말이 있습니다. 머리는 차갑게 하고 발은 따뜻하게 하라는 말이죠. 반신욕이나 족욕은 두한족열의 적극적인 실천법이며, 이는 곧 수승화강이 잘 이루어지는 환경을 조성하는 것입니다. 이때 기억해야 할 좋은 방법은 천일염을 진하게 물에 타서 반신욕이나 족욕을 하는 것입니다. 소금은 하기下氣시키고 수렴하는 작용이 강하므로 그냥 물로 하는 것보다 훨씬 효과가 좋습니다. 여기에 더해 기운을 활발하게 하는 생강을 같이 갈아 넣으면 금상첨화입니다.

④ 복부 및 골반을 따뜻하게

복부와 골반은 인체순환의 가장 큰 통로이면서 장부구조에서 말단에 해당하는 부위로, 순환의 정체나 저하가 발생하기 쉽습니다. 이때 아랫배가 차갑다고 표현합니다. 이 부위가 차가워지면 몸 전반의 순환이 떨어지는 악순환의 고리가 만들어집니다. 배꼽티와 골반바지, 미니

스커트는 복부와 골반을 차갑게 하는 주요 외부 원인이며, 차가운 음식은 장을 차게 만드는 주요 내부 원인입니다. 멋도 중요하지만 건강을 위해 양보하고, 차가운 청량음료 대신 따뜻한 전통차를 마십시다.

⑤ 몸과 마음이 조화로워지는 호흡법

자리에 편히 누운 상태에서 양팔을 몸통에서 45도 되도록 손바닥이 위를 향하도록 바닥에 놓고, 다리는 어깨너비만큼 벌려줍니다. 눈을 감고 천천히 온몸의 힘을 빼고 이완합니다. 이때 입은 다물고 코를 통해 호흡해 보세요. 단지 이렇게 휴식하는 것만으로도 심장과 신장이 조화로워지고 몸과 마음이 하나가 되어 조화를 이룹니다.

3장

어싱과 땅기운

인간의 몸은 40대 중반 어느 한 시점을 기준으로 쇠퇴하기 시작합니다. 보통 노안老眼을 자각하는 시점부터 진행되며, 여성분들에겐 노안과 더불어 갱년기 증상이 드러나는 순간부터 본격화됩니다.

2023년 말경에 52세 여성분이 비염으로 내원했습니다. 코막힘도 힘들지만 가까이 냄새를 맡을 때 겨우 인식하는 정도로 후각이 심하게 감퇴해 삶의 질이 뚝 떨어졌다 호소하셨습니다. 갱년기 증상과 더불어 수면의 질이 저하되어 오전 내내 힘들고 투통과 하지 부종 등으로 몸의 상태가 총체적으로 떨어진 상태였습니다.

2개월 정도 후 비염이 치료되고 후각도 회복되면서 전체적인 컨디션이 살아나 마무리만 잘하면 되겠다고 생각했는데, 한약 복용을 마칠 무렵의 예약일에 오시지 않고 열흘이 지나오셔서는 한약이 아직 남았다고 하셨어요. 연유를 물으니 후각이 회복되고 여유가 생기니 우측 팔의 오십견이 괴롭게 느껴져 양방 치료를 받느라 한약을 못 먹고 양약과 체외충격파 치료를 병행하고 있었다고 하시더군요. 경과를 여쭈니 별다른 차도가 없어 활동도 불편하고 잘 때도 불편하다고 호소하셨습니다. 이왕 시작한 한방치료 매듭을 짓도록 집중하면서, 오십견은 침과 어싱요법으로 치료해 보자고 제안했습니다.

귀의 혈자리에 침을 놓는 이침耳鍼과 함께 양 손바닥 노궁勞宮과 발바닥의 용천湧泉혈에 한약 연고를 매질로 한 어싱 패치를 처방하고, 오른손의 손등에 오십견 부위와 연결된 경혈 지점에 침을 놓고 어싱을 병행하도록 했습니다. 두 번째에 조금 개선되었다 하시더니, 세 번째에는 오십견이 사라졌다고 기뻐하셨어요.

처음에는 저도 어리둥절했습니다. 오십견이 이렇게 쉽게 치료되는 것이 아니니까요. 침 치료와 어싱의 결합이 제가 상정하는 것보다 효과가 우수했던 것입니다. 또 제가 취혈取穴: 혈자리를 선택함을 잘했다는 만족감도 생겼고요.

저의 경우, 집에서 어싱는 침대시트를 사용하고 한의원에서는 어싱 마우스패드를 사용합니다. 그러나 이런 어싱 제품들의 효과는 맨발 걷기에 비하면 효과가 그다지 크다고 할 수 없습니다. 저는 침대시트 6~8시간, 마우스패드 3~4시간, 합해서 10시간 이상 접지선을 통한 어싱을 하는데 맨발걷기 30분 효과보다 약하다고 봅니다. 그러나 연고를 매질로 한 어싱 패드, 침과 어싱이 결합된 어싱요법은 맨발걷기 70분 이상했을 때보다 효과가 뛰어납니다.

기운의 통로經脈를 활용한 어싱요법은 오래 맨발걷기를 하는 것과 비슷한 효과 내지 특정 상황에서는 더 뛰어난 효과를 보이는 것으로 보입니다. 이처럼 어싱은 우리의 질병 치료와 밀접한 관련을 가지고 있습니다. 그럼 어싱에 대해 자세히 살펴볼까요.

01 어싱과 지구 그리고 우주

👣 어싱이란

'어싱'이라 부르는 접지는 지구의 전자기장과 내 몸을 동조시키는 것입니다. 지구를 의미하는 Earth와 현재진행형을 나타내는 접미사 ~ing의 합성어로, 맨발로 땅을 밟으며 지구와 몸을 하나로 연결한다는 의미가 있습니다. 이는 단순히 '걷기 운동'에 초점이 맞춘 것이 아닌 땅과 직접 접촉하는 '접지接地, Earth Connecting'를 핵심으로 합니다.

접지는 전기회로 또는 전기 장비의 한 부분을 도체를 이용해 땅ground에 연결하는 것을 뜻합니다. 전기회로나 전기기기 일부를 땅과 도선으로 연결함으로써 기기의 전위를 대지의 전위와 같은 0으로 유지하는 것이죠. 지구는 거대한 도체이며 전위가 0입니다. 접지를 하면 전기기기도 전기적으로 지구의 일부가 되어 전위가 0으로 유지되죠. 전류는 전위차가 있을 때 흐르는 것이므로, 이론상 접지된 전기기기에 사람의 몸이 닿아도 감전되지 않습니다.

번개의 강한 전류로부터 건물을 보호하기 위해 높은 건물 꼭대기에 피뢰침을 설치하는 것도 접지를 응용한 것입니다. 컴퓨터를 수리하는 일 등 전기적으로 예민한 기기를 다룰 때 전하가 누적되는 것을 방지해서 기기와 사람을 보호하는 그라운드매트ground mat를 까는 것도 같은 원리입니다. 접지할 때 도선의 저항으로 인해 약간의 전위차가 발생하게 되므로 저항값이 작은 도선으로 대지에 연결하며, 지표와 닿는 전극의 면적을 넓히거나 여러 개의 금속 막대를 병렬로 연결하여 접지하거나 토양을 습하게 하여 토양의 전도도를 높입니다. 구리판·구리선·구리관을 비롯하여 흑연·탄소 등을 주재료로 한 판 또는 막대를 습기가 많은 땅속에 묻어 도체로 접지하고, 금속제 수도관을 이용하기도 하지만 가스관의 이용은 금지하고 있습니다.

어싱은 이런 이치로 우리 몸도 하나의 생물학적 전자기기로서 접지를 통해 생체 전위를 0으로 안정시키려는 것에서 출발합니다. 더불어 지구의 거대한 에너지와 우리 몸을 연결하자는 것이고요. 인류의 진화와 적응의 과정이 땅과 연결된 상태에서 이루어졌으니 땅과 연결되어야 인간이라는 생체기계가 안정적으로 작동한다는 맥락으로 이어지는 것이죠.

본디 우리 인간은 아득한 원시시대부터 땅 위에 앉고 서고 걷고 잤습니다. 땅과 더불어 살아가고 땅에서 생산된 음식을 취하며 생활했죠. 먹는 것을 통해, 호흡을 통해, 발바닥을 통해 땅의 에너지를 취하며 살았다고 할 수 있습니다. 어싱의 관점에서 보면, 이런 일상적인 접촉으로 지구의 자연치유 에너지를 발바닥을 통해 전달받았다고 할 수 있습니다.

그러나 문명의 발달과 위생 개념이 대두되면서 땅과의 접촉이 줄어들고, 도심 생활과 더불어 자연과 단절된 다양한 문물에 둘러싸임으로써 건강의 방향성을 잃고 오만가지 잡병을 얻게 되었다고 할 수 있습니다. 이것은 접지의 관점만이 아닌 우주의 법도를 벗어나 자연과 멀어지면서 인간에게 질병이 발생하였다는 한의학의 관점과도 맥을 같이 합니다.

우리나라를 기준으로 고무신이 나오기 이전에 짚신과 가죽신을 신던 때만 해도 자연과 연결이 약해지긴 해도 이어졌음을 알 수 있습니다. 게다가 어린 시절에는 그야말로 양반집이나 부잣집 아이들만이 신발을 신었을 것이고, 대부분 아이는 신발 없이 맨발로 지냈을 것입니다. 특별한 경우, 겨울이나 장거리 이동을 할 때만 신발을 신었으리라 추측됩니다. 결국 인간의 역사를 250만 년이라 했을 때 249만 9900년 동안에는 맨발로 걷는 생활이 이어졌다는 거죠.

현대를 살아가는 우리는 어떻습니까? 고층 아파트에서 살고, 높은 건물에서 공부하고 일하며 생활하고 있습니다. 집안의 바닥은 장판이나 목재 칩을 깔고 일반 건물은 콘크리트나 대리석 같은 돌을 깔아 놓았습니다. 거기에 우리는 신발을 신고 생활하죠. 게다가 잠자리에도 높은 침대나 두꺼운 요를 깔고 잡니다. 더불어 오늘날 아이들에게는 뛰어놀 흙 마당이 없고 놀이터 모래까지 사라지고 있습니다. 그리고도 더러워질까 염려하며 맨발을 흙에 묻히려 하지 않습니다. 지구와 직접적인 접촉을 단절하려 아등바등하는 모습이라 할 수 있습니다.

우리는 자연과 동떨어져 있습니다. 땅과의 접촉이 거의 사라져 지구와 연결되어 있지 않은 시간이 절대적으로 많습니다. 이를 접지의 관점으로 설명하면 인간이라는 정밀한 생체기계가 전기의 뿌리를 잃어버린 것입니다. 지구가 전해주는 자유전자가 결핍된 상태가 된 것이죠. 지구가 제공하는 방대한 에너지와 신호를 받지 못하고 있습니다. 이러한 단절이 만성질환, 통증 및 기능장애를 불러들인 것이라 할 수 있습니다.

저는 땅과의 접촉은 인간이 산소를 인지하고 미생물을 발견한 것과 같은 수준의 대발견이라 생각합니다. 접지는 다양한 형태로 이루어질 수 있는데 적극적인 방법은 야외에서 맨발로 땅을 걷거나 앉는 것으로 가능하며, 보조적인 방법으로는 접지선을 이용하면 일상생활에서 잠잘 때나 휴식을 취할 때도 가능합니다. 특히 적극적으로 맨발걷기를 실천하면 땅의 에너지인 지기地氣를 몸으로 유도하여 전신으로 순환시킬 수 있습니다.

실제 생활이 따르지 못한다고 하여도 우리의 내면에는 자연과 더불어 살고 자연의 순리를 따르는 삶을 오랫동안 최고의 가치로 여겨 이를 실천하려는 자연으로의 회구가 있습니다. 따라서 우리는 인지하지 못한다고 하여도 땅과 가까이 하려는 접지의 바탕이 일상생활에 스며들어 있다고 할 수 있습니다. 이것이 맨발걷기를 통한 접지를 자연스레 수용하는 사람들이 많은 이유를 보여줍니다. 그리고 제 경험상 20시간 이상의 단순한 접지보다는 30분의 적극적인 맨발걷기가 건강에 실질적인 도움이 된다고 봅니다.

이를 한의학적으로 설명하면, 땅의 거대한 지기地氣가 유입될 때 피부의 접촉면 일부에는 쉽게 도달하나 인체 곳곳에 고르게 스며들기는 어렵습니다. 이때 걷기라는 행위와 발바닥의 자극은 지기를 기운의 통로로 인도하여 길을 따라 온몸 곳곳에 스며들도록 하죠. 혈액순환에 비유하면 몸에 아무리 건강하고 튼튼한 혈액이 넘치더라도 혈관이 없거나 심장의 박동이 미흡하면 세포까지 혈액을 공급하지 못하는 것과 마찬가지입니다. 맨발걷기는 대자연의 에너지인 자유전하를 경맥으로 인도해 적극적으로 순환하게 합니다. 그리고 이렇게 순환을 해서 단전에 도달하게 하는 것이 중요합니다.

땅과 단전이 자석의 N극과 S극처럼 서로 밀고 당기는 힘이 걷기라는 행위를 통해 자연스레 땅의 기운이 단전으로 흐르게 하는데, 단전에 의식을 집중하면 단전이 당기는 힘이 강해지며 땅의 기운이 방향성을 얻어 더더욱 왕성하게 전신을 흐르며 단전에 도달하게 됩니다. 단전은 우리 몸의 배터리의 역할을 하는 에너지 저장고이자 증폭장치로 지기를 이끄는 힘이 있으며, 걷는 행위 자체로도 지기가 단전으로 쉽게 흐르게 하지만 의식을 단전에 집중하면 땅기운에 방향성을 제공할 수 있는 것입니다.

나와 나의 영역

'인간은 우주의 중심이다.' 한의대에 다닐 때 자주 접하게 되는 견해입니다. '나'라는 존재가 있기에 우주가 존재하며 그 존재의 의미가 있다는 것이죠. 이 말은 맞으면서도 애매한 부분이 있습니다. '나'를 어디까지 두느냐 하는 부분이죠. 이에 대한 고민을 자주 하게 되는데, 달리 말하면 '나의 영역'에 대한 고민입니다. 그래서 지금도 종종 우주물리학에 대한 유튜브를 종종 시청하곤 합니다.

우리가 사는 곳에 대한 다양한 정의가 있습니다. 이를 한마디로 말하면 영역領域이죠. 영역의 사전적 의미는 활동, 기능, 효과, 관심 따위가 미치는 일정한 범위입니다. 여기에 '나'를 대입하면 내가 영향을 미치는 범위와 나에게 영향을 끼치는 범위라고 할 수 있습니다. 식물의 경우는 협소하게는 뿌리가 미치는 범위까지라 할 수 있고, 동물의 경우는 자신이 정한 영역으로 배설물 따위로 흔적을 남긴 곳까지로 정의할 수 있습니다.

　이러한 관점으로 인간의 영역을 정의한다면, 내가 서 있는 지구와 지구를 둘러싼 대기권, 좀 더 넓히면 지구의 전자기장이 미치는 곳까지라 할 수 있습니다. 나에게 영향을 끼치는 범위를 거시적으로 접근하면 태양과 달까지라 할 수 있고요. 하지만 눈에 보이고 증명된 영역을 벗어나 관심 분야와 함께 영향을 끼치지 않을까 하는 범위까지 확장하면 태양계와 우리은하계, 우리은하단까지 확장할 수 있습니다.

　지구는 시속 1,660km(1초에 0.45km)로 회전하면서 우리에게 하루의 변화를 주고, 시속 약 11만km(1초에 약 30km)의 속도로 공전하면서 1년의 변화를 줍니다. 한편으로 태양계는 우리은하계를 중심으로 초속 200km로 공전하고, 우리은하는 초속 500km 속도로 은하단의 중심으로 이동한다고 하니, 우리에게 어떠한 변화를 주는지 궁금합니다.

　이렇듯 우리가 알면서도 간과한 것이 있고, 모르면서도 영향받는 것이 있습니다. 특히 지구의 중력권, 전자기장은 우리에게 직접적인 영향을 끼칩니다. 이러한 영향을 우리는 관념적으로 알고 있으면서 이를 무시하고 지내며, 소수만이 이러한 상관관계를 알고 이용하였습니다.

　최근에 지구의 전자기장에서 자유전자의 영향과 이용에 대해 깊은 사고와 적극적인 실험을 통하여 모든 사람이 쉽게 이해하고 활용할 수 있는 도서가 많이 출판되었습니다. 맨발걷기와 접지에 관심이 있으신 분들은 읽어보기를 권합니다.

우리 몸과 중력

요즘 사람들의 관심 분야를 가시적으로 드러내는 것이 유튜브의 구독 목록입니다. 저의 경우 구독 목록을 분류하면 첫 번째는 의학, 두 번째는 음식, 세 번째는 낚시, 네 번째는 우주천문학, 다섯 번째는 게임 부분입니다. 특히 네 번째 영역인 천문학의 여러 영상을 보다 보면, 아득하고 거대한 우주에 대한 편린이 떠오릅니다. 상상마저 불허하는 공간의 거대함, 까마득한 시간, 중력의 위대함 등이죠.

지구의 중력이 달을 붙들고 있고, 태양의 중력이 태양계를 지탱하고 있습니다. 우리은하는 은하의 중심 블랙홀의 중력으로 지탱되고 있습니다. 우리은하의 지름이 대략 10만 광년이라 하니 은하 중심에서 끝까지는 5만 광년이라 할 수 있는데, 중력이 5만 광년 거리까지 미치는 것입니다.

지구에 있는 '나'라는 존재에 미치는 중력의 영향은 지구가 가장 직접적이고 클 것입니다. 그다음은 이런 순이 될 것입니다. 달, 태양, 태양계의 행성들, 우리은하의 블랙홀, 우리은하의 항성들, 그리고 우리은하단의 중력이죠. 지구 중력의 영향을 직접적으로 인지할 수 있는 것은 지구에 발을 디디고 존재한다는 것, 달과 태양의 중력 영향은 바다의 조수 간만의 차이가 있다는 것입니다.

하지만 아돌프 포르트만Adolf Portmann이 〈생명체의 집으로서의 지구 The Earth as the Home of Life〉라는 의미심장한 논문에서 지적했듯이, 중력은 인간의 경험에서 결코 간과할 수 없는 한 가지 힘임이 틀림없습니다. 지구의 중력은 인간사의 모든 면에 끊임없이 작용할 뿐만 아니라 육체와 모든 신체 기관의 형태를 근본적으로 조건 짓습니다.

달은 지구와 지구에 사는 생명체들, 그리고 조수와 인간 내부의 조수에 물리적 영향력을 행사합니다. 인류는 오랜 세월 동안 이 사실을 잠재의식으로 경험해 왔을 뿐만 아니라 의식적으로도 인지해 왔습니다. 예컨대 여성의 생리주기와 달의 주기 일치는 인간의 삶을 구조화하는 물리적인 현상입니다.

우리 인류는 중력을 극복하며 두 발로 걷기에 이르렀지만, 그로 인한 중력 부담이 다리와 척추에 가중되면서 다양한 관절질환이 발현되고 있으며, 혈액순환에서도 부담이 발생하여 고혈압과 저혈압이 생겨났습니다.

우리가 흔히 하는 운동 가운데 줄넘기는 중력을 이용한 것입니다. 줄넘기와 같은 점핑 계열의 운동은 중력을 거슬러 오르고 다시 중력에 의하여 내려오는 행위를 반복합니다. 이때 일어나는 내부적인 변동이 온몸의 세포가 중력에 의해 압박을 받다가 내려올 때 순간적인 무중력으로 그 압박에서 벗어납니다. 이러한 압박과 이완은 자극으로 작용합니다. 예컨대, 이런 자극은 성장판에서도 일어납니다. 성장판을 중력으로 자극하여 성장의 촉발로 이어지는 것이죠.

성장기에 있는 어린이에게는 적극적인 성장을 위해 성장판을 자극하는 것이 매우 중요합니다. 그 방법으로 인체의 성장판 자극 호르몬 이외에는 중력밖에 없습니다. 이러한 작용은 줄넘기를 하지 않더라도 이루어집니다. 낮에 서 있을 때 중력의 압박을 받고 잘 때는 중력의 방향이 달라져 상하에 대한 중력의 압력이 사라지면서 성장판을 자극해 성장하게 되죠.

또 중력의 부담을 해소하는 운동으로 대표적인 것이 수영입니다. 수영은 관절에 가중되는 중력의 압박에서 해방되면서 근육과 인대를 강화하는 방법이죠. 여기에 더해 물속에서 걷기를 하면 중력의 해방과 더불어 완전한 땅과의 합일을 이룰 수 있습니다. 해수욕장에서 모래밭을 걷는 것은 그래서 금상첨화입니다. 수영장에서 아쿠아워킹할 때에는 바닥을 자갈타일로 깔아주면 완벽한 건강법이 될 수 있습니다.

🦶 인간과 전자기장

공기처럼 필수 불가결하지만, 평소에는 놓치고 있는 것이 지구의 전자기장입니다. 우리는 지구 전자기장이라는 하나의 자석이자 배터리 안에 살고 있으면서 그 의미를 모르고 있죠.

전통적으로 지구 자기장은 나침판을 만들고 머리는 북쪽으로 다리는 남쪽으로 눕는 생활관습 정도로만 활용되었습니다. 최근에는 지구라는 행성을 보호하는 방어벽으로 태양에서 약 $200 \sim 750 km/s$ 의 속도로 끊임없이 쏟아지는 과열된 하전입자와 태양풍을 막아내며, 지구에 살고 있는 생명체가 자기 위치를 파악하는 메커니즘으로 생존에 꼭 필요한 힘으로 밝혀졌습니다. 이를 이용한 장비도 출현하고 있습니다. 대표적인 것이 우리가 흔히 MRI로 부르는 자기공명영상입니다. 인체의 자력을 공명시켜 탐색하는 장비입니다. 또 자력을 조사해 치료의 수단으로 삼는 장비도 있죠.

지구 표면에서의 자기장 크기는 매우 작아 ■ 보통 초등학교 교재로 쓰이는 말굽자석이나 막대자석이 만드는 자기장의 수백분의 1에 불

■ 약 20~80마이크로테슬라(0.20~0.80가우스)

과합니다. 극도로 미약한 자력을 띠고 있고 우리 역시 자신이 있는 공간과 같은 자력을 가지기 때문에 우리는 인지하지 못합니다. 하지만 영향을 받을 수밖에 없습니다. 이를 바탕으로 자석요법이 건강요법으로 유행하던 때가 있었죠.

저 역시 한때 그 흐름에 편승해 동전 크기의 자석을 벨트에 고정하고 손바닥에 부착하여 건강을 도모하면서 몸의 변화를 관찰한 적이 있습니다. 그렇게 자석을 품고 생활하면서 건강 증진을 기대했으나 뚜렷한 성과를 거두지는 못했습니다. 하지만 자력의 변화를 몸으로 체득하는 경험은 했습니다. 예컨대 손바닥에 자석을 부착한 후 검색대를 통화하면 손바닥에 자력의 변화가 감지되어 찌릿한 느낌과 쏠림을 경험했죠. 당시 지구 전자기장과 제 몸을 동조시키는 개념으로 접근하였다면 좀 더 긍적적인 효과를 얻을 수 있지 않았을까 하는 아쉬움이 있습니다.

🦶 지구 전자기장에 나를 동조시키는 어싱

지구는 태양 방사선, 번개, 지구핵에서 나오는 열, 지구의 자전 등으로 끊임없이 충전되는 무게 6×10^{24}kg짜리 배터리와 같습니다. 이 엄청난 배터리에서 방출되는 에너지로 지구에 있는 생명체가 생물학적 기계를 조화롭고 균형 있게 유지하고 활동할 수 있습니다. 그런데 오늘날에 이르러 우리 인간은 지구배터리와 단절되어 에너지의 공급을 받지 못하게 되었습니다. 그로 인해 부조화가 일어나고 건강이 훼손되며 질병이 발생한다는 것입니다. 따라서 이를 해소하기 위해 다시 땅과 접촉하여 지구의 에너지를 받아들이자는 관점이 어싱입니다.

지구 전자기장은 지구의 자전으로 인한 기본적인 것부터 시작해 인간이 발생한 전파 영역까지 다양하게 걸쳐 있으며, 우리는 보이지 않는 다양한 전자기장이 혼란스럽게 중첩된 공간에 생활하고 있습니다. 당연히 우리 몸은 전자기장의 간섭을 받습니다. 물론 사람마다 또 장소마다 영향을 받는 전자기장의 주파수와 강도에 차이가 있을 겁니다.

우리는 대지에 접촉한 상태로 진화해온 생물학적 기계라 할 수 있습니다. 내부 활동 역시 생체전기로 작동하는 전자회로에 비유할 수 있습니다. 이 복잡하고 정교한 전기장치가 온전하게 작동하려면 명확한 전기적 기준점이 필요합니다. 기나긴 진화의 과정에서 우리 인류가 살아온 생활을 생각해 보면 기준점으로 무엇을 삼아야 할지 분명해 보입니다. 우리 인간이 맨발로 접촉해 생활한 대지의 전압에 기반해야 하는 거죠.

지금 우리는 문명의 발달로 많은 혜택을 받고 있지만, 그 대가로 대지와 단절되었고 우리 몸은 기준점을 잃어버렸습니다. 이로 인해 지구의 리듬과 어긋나게 될 뿐만 아니라 정교한 인체가 부조화를 이루면서 '자기 자신'과 '외부 물질'을 구분하지 못해서 면역체계가 자기 자신의 세포를 공격한다는 주장도 있습니다. 따라서 어신은 땅과의 접지를 통해 지구의 전자기장과 동조하여 몸의 생체활동 기준을 잡아주는 것을 목적으로 합니다.

🦶 전자기장의 리듬

1954년 독일의 물리학자 슈만Winfried Otto Schumann은 지표면과 전리층 사이의 대기 공간에서 주로 7.83Hz로 공명하는 주파수를 발견하였습니다. 슈만 주파수는 이온층에서 발생하는 번개 방전에 의해 자극을 받아 생성되는 지구의 전자기 공명입니다. 지구의 표면과 전리층 사이의 공간에 존재하는 준quasi-standing 전자기파인 거죠. 이는 지구의 내부, 지각 또는 코어에 발생되는 것이 아니라, 강렬한 번개가 치는 시기에 대기의 전기적 활동과 관련이 있는 것으로 보입니다.

살아있는 생명체는 이 자연적 전자기 환경에서 조화를 이루면서 진화되었거나 창조된 것으로, 생명이 시작된 이래로 우리 지구는 이러한 자연 주파수 진동으로 모든 생명체를 둘러싸고 있다는 것입니다. 태초부터 지구의 전자기장은 이 7.83Hz의 자연 주파수 진동으로 지구상의 모든 생명체를 보호하고 지켜왔습니다. 말하자면 그것은 지구의 심장 박동과 같은 것으로 지구의 '자전 소리'라 부르기도 합니다. 이 소리를 '옴'이라 칭하고 이러한 진동과 동조하고자 수련하기도 합니다. 옴 진동수의 물을 마시거나 육각수의 물을 마시는 것이 여기에서 파생된 것입니다.

그러나 지금은 지구 전자기장의 자연적이고 유익한 주파수가 인공 전자파에 의해 방해받고 있습니다. 그로 인해 우리가 더 많은 스트레스, 피로, '균형 파괴' 등에 시달리게 되었고요. 따라서 살아 있는 세포를 슈만 공진에 노출하면 유익한 효과를 나타내어 세포가 면역력을 높이고 우울증 유발 화학물질의 흡수를 감소시킨다고 주장합니다. 우리 몸 주변에 7.83Hz 신호를 생성해 추가함으로써 인공 전자파의 유해 효과를 줄이고, 우리 자신에게 더욱 건강한 환경을 제공해 심각한 정신적, 육체적 문제를 줄일 수 있습니다. 아울러 접지를 통해 전자기장의 공명주파수와 나의 주파수를 일치시킬 수 있습니다.

지표면 위 한 지점의 땅 에너지량은 태양과 달의 위치에 따라 변화하며, 그 같은 변화가 일일 리듬과 같은 주기를 만들어 냅니다. 이러한 땅과 그 땅에 존재하는 인간을 비롯한 생명체의 리듬과 주기는 일시적으로 만들어진 것이 아닌 지구의 역사와 같이하며 인류의 역사와 같이합니다. 이렇게 우리 몸에 각인된 체내시계를 바꾸는 것은 어렵고 큰 노력이 필요합니다. 짧은 시간에 변경하는 것은 불가능하죠.

자꾸 바뀌는 생활리듬에 내적인 신체리듬은 적응하지 못하고 이상현상을 일으키게 됩니다. 이것은 교대근무를 하는 근로자들의 경우에 전형적으로 나타납니다. 유감스럽지만 이런 근로자들은 불면증, 두통 그리고 정신불안 등으로 고생하는 경우가 적지 않고, 심각한 병에 걸릴 가능성이 높습니다. 동물의 경우에도 자주 바뀌는 불규칙한 생활리듬은 수명을 단축시킨다는 연구결과가 나왔습니다. 이는 쥐를 대상으로 불규칙한 빛을 주는 실험에서Davidson, Sellix et al. 2006 빛 때문에 잠을 설친 늙은 쥐들의 수명이 최대 47% 단축된 결과를 보였다 합니다.

생체리듬은 하늘과 땅과 나를 일치시키면서 자연스럽게 형성된 리듬입니다. 따라서 하늘이 바뀌거나 땅이 바뀌거나 생활리듬을 바꾸어야 하는 상황이 되면 맨발걷기를 합시다. 예를 들어, 시차가 큰 곳으로 여행하는 경우 맨발걷기를 하면 그 지역의 주기와 나의 생체주기가 쉽게 동조되어 사차적응이 쉽게 됩니다. 또 주야 교대근무로 생체리듬이 흐트러졌을 경우 맨발걷기를 30분 이상 하고 잠을 잡시다. 맨발걷기가 일정 수준 이상 이루어졌을 경우 잠잘 준비가 된 상태가 되어 쉽게 잠을 잘 수 있습니다. 기상 후에도 피로가 풀리지 않았을 경우 맨발걷기를 다시 합니다. 이때도 30분 이상 맨발걷기를 하면 눈과 머리의 피로가 풀리면서 상쾌한 하루를 시작할 수 있습니다.

우리가 가진 회전력

거시적으로는 우주와 은하, 미시적으로는 세포와 전자의 세계까지 모든 크고 작은 물체나 사물은 회전을 하며, 회전하는 물체는 고유의 색과 온도 파장을 지닙니다. 그러므로 존재하기 위해서는 일정한 자기 색을 가지고 있어야 하며, 일정한 온도를 유지하고, 고유의 파장을 가지고 있어야 합니다. 이것이 우리에겐 어떠한 의미가 있을지 생각해 보면 몇 가지 흐름과 답이 나옵니다.

① 자기 색을 표출하기 위해서는 오염이 없어야 합니다.

흔히 백인백색百人百色이라고 합니다. 사람은 저마다 다르며 좋고 나쁜 것은 없다는 말이죠. 관건은 얼마나 자기의 색을 명확하게 표출하는가 하는 것입니다. 군이 말하자면, 흑백이 명확하지 않은 회색인 경우는 '자기 색이 없다'라는 표현합니다. 건강의 관점에서 온전한 건강을 유지하면 한 가지 혈색으로 밝고 깨끗한 광채가 드러나며, 건강을 놓치고 노폐물에 오염이 되면 혈색이 뒤섞여 탁하고 미약하게 드러납니다.

② 일정한 온도를 유지하는 것 자체가 생명력입니다.

동물은 체온 관점에서 온혈동물과 냉혈동물로 나뉩니다. 온혈동물은 항상성체온恒常性體溫을 나타내며, 냉혈동물은 체온이 외부온도에 따라 변합니다. 온혈동물은 고등동물로 운동은 민첩하고 기능도 정교하지만, 피드백되먹임시스템 기구의 유지를 포함하여 다량의 에너지가 필요하여 체온의 생산과 방산放散의 균형이 생존조건의 하나가 되며 생존환경이 한정되기 쉽습니다. 냉혈동물은 파충류에서 볼 수 있는 것처럼 에너지, 즉 먹이의 섭취도와 생존환경의 선택이 조잡하고 단순하며 운동이나 기능 모두가 보통 완만하며 둔하지요.

이런 체온의 관점에서 온혈동물인 우리 인간의 건강은 얼마나 넓은 범위에서 빨리 기초 체온조절을 능수능란하게 이루는가에 따라 달라집니다. 기초체온을 유지하면서 몸의 필요에 따라 체온을 조절하여 높이고 낮추는 능력이 내부의 생명력이며 면역력입니다. 다른 한편으로 외부의 온도 변화나 내부 발열이 진행될 때 기초체온을 얼마나 일정하게 유지할 수 있는가 하는 부분, 외부와 접하는 피부와 점막이나 말단 부위에서도 체온을 유지하면서 항상성을 유지해야 하죠.

③ 생명체는 일정한 리듬을 가지고 있습니다.

건강은 얼마나 일정한 리듬을 유지하고 파장의 진폭이 크며 조절할 수 있는가에 달려 있습니다. 우리 인간을 기준으로 하면 이런 것들입니다. 세포 단위로 볼 때 점막세포의 세포분열 주기가 3~7일로 꾸준함을 유지하는가? 일반 체세포의 경우 3~4주의 주기를 일정하게 유지하는가? 뼈세포의 주기는 3개월을 꾸준하게 유지하는가?

이처럼 우리에게는 생체리듬이 있습니다. 그리고 이를 유지하기 위한 내부적인 활동으로 3일72시간 이내에 모든 변화를 제자리로 돌리려는 항상성이 있습니다. 따라서 이를 변화시켜 건강의 증진을 꾀하거나 이를 극복하여 격을 높이기 위해서는 3일 이내에 꾸준한 변화를 주어야 하죠. 반대로 이러한 항상성을 유지하기 위해서는 몸에 해가 되는 행위는 3일 이상의 간격을 가져야 합니다. 좋은 예는 아니지만, 예컨대 술을 마실 경우 3일간 조금씩 연속으로 마시는 것보다는 폭음을 하고 3일 쉬는 것이 오히려 낫다고 말하는 것은 이 때문입니다.

인체에서 다양하게 보여주는 리듬이 얼마나 규칙적이고 진폭이 큰가를 건강의 척도로 삼을 수 있습니다. 하루를 주기로 낮에는 얼마나 활동적으로 보내고 밤에는 얼마나 깊은 숙면에 이르는가와 같은 수면 리듬이 있고, 하루의 식생활에서 때가 되면 배고픈가와 얼마나 규칙적으로 먹는가 하는 식사 리듬, 대소변의 규칙성, 호흡의 패턴 등 그야말로 다양한 생체리듬이 있으며 이러한 생체리듬이 명확하면서 규칙적일 때 건강한 상태입니다.

우리 인간이 가진 다양한 리듬 중 근원적인 리듬과 지구의 리듬이 서로 동조되었을 때 우리는 지구와 하나가 되었다고 할 수 있으며 가장 긍정적이고 안정적인 상태에 이를 수 있습니다. 지구와의 리듬을 일치시키기 위한 다양한 수련방법이 있는데, 어싱에서는 단지 지구와 맨몸으로 접촉하는 것만으로 가능하다는 것을 논하고 있습니다. 3일 이상 지속하면 하나의 흐름을 가지고, 3주 이상 지속하면 세포에 각인이 되며, 3개월 이상 지속하면 뼈에 각인이 됩니다. 따라서 어싱을 할 때 한번 하면 100일 이상 지속적인 실천이 필요합니다.

02 흙과 땅 그리고 물의 지구

🦶 땅이란

　예전에 아이들이 한자를 배울 때 처음 접하는 《천자문》의 첫 구절 "하늘천天 땅지地 검을현玄 누를황黃"에는 땅에 대한 우리의 이미지가 담겨 있습니다. 일반적으로 동양학문에서 지地란 하늘 아래 모든 것을 가리키는 것으로 인간을 제외한 만물을 말합니다. 만물은 흙과 물로 대표되며, 지구적으로는 오대양 육대주 모두를 포함합니다.

　땅과 하나가 된다는 관점을 동양학에서는 지기地氣와 소통한다고 하는 것으로 보고, 지력이 높은 곳을 찾아 농사를 짓고 생활하고 수련했습니다. 지력이 높다는 것은 인간의 생활과 식물의 생장에 필요한 것들을 넉넉하게 모두 가지고 있는 것을 말합니다. 이때 필요한 것은 흙과 물을 기본으로 하면서 햇빛이 잘 비치는 곳, 공기의 소통이 원활한 곳, 물의 흐름이 좋은 곳 등이 포함됩니다.

　일반적으로 모든 것을 함유한 흙이라고 하는 것은 무기물과 동식물에서 생긴 유기물이 섞여서 이루어진 물질로 정의되는데, 이를 구체적으로 열거하면 다음과 같습니다.

　첫째, 암석 또는 암석 이외 물질의 분해에서 생겨난 광물질mineral

matter인데, 이것은 결정구조나 산화물의 형태를 취하고 있습니다.

둘째, 화석시대부터 생물에서 유래된 성분으로 간주하는 탄산석회와 인산화합물 및 비교적 환경요인에 영향을 덜 받는 유기물입니다.

셋째, 시간적으로 볼 때 최근에 토양에 첨가된 식물과 미생물의 잔존 물체를 들 수 있습니다.

넷째, 흙의 구성 부분으로 중요하게 취급하고 있는 물, 소위 결합수 bound water입니다.

토양에 포함된 물은 두 가지의 형태로 존재하는데, 흙의 작은 입자에 결합된 상태의 결합수와 비교적 물의 이동이 자유롭게 이루어지는 자유수free water가 그것입니다. 흙의 성분인 물의 형태는 전자인 결합수이며, 자유수는 흙의 성분으로 취급하지 않습니다. 그러나 맨발로 걷기에서는 이 자유수가 중요한 요소가 됩니다.

🦶 좋은 땅과 물이 많은 땅

하늘 아래 땅에서 가장 큰 비중을 차지하는 것은 물입니다. 기본적으로 지구는 바다와 육지로 구분할 때 지구 전체 면적의 약 71%3억 6,000만km²가 바다로 덮여 있고, 육지에도 강과 호수, 하천이 있습니다. 더불어 땅속에도 지하수와 흙 사이를 흐르는 자유수가 있지요.

일반적으로 암석광물질의 도체를 포함과 흙으로 이루어진 땅은 기본적으로 전기가 흐르지 않은 부도체입니다. 따라서 물기가 없는 흙과 보통의 암석은 부도체로 접지가 원활하게 이루어지지 않습니다.

접지 관점에서 접근할 때 땅과 지구가 도체라는 정의는 땅에 함유된 물에 의해 이루어집니다. 지구는 물에 의해 하나의 도체가 되는 것이죠. 따라서 지구 전압이 0V라고 할 때 결국은 땅속에 있는 물에 의해서 전 지구적으로 땅은 0V라는 통일성을 가지게 됩니다. 그러므로 좋은 땅이라고 하는 것은 어떤 면에서는 물을 풍부하게 합류한 땅이라고 볼 수 있습니다. 도전율의 관점에서 보면 물이 넉넉한 곳이 도전율이 높으며, 훌륭한 매질의 역할을 하는 염화나트륨이 많은 바닷물이 도전율이 가장 높게 나옵니다.

접지 관점을 벗어나 경락자극 관점에서 땅을 논하면, 좋은 땅은 약간 다릅니다. 한방에서 논하는 발바닥 경락을 효과적으로 자극하기 위해서는 몇 가지 조건이 있습니다.

첫째, 고르게 발바닥을 자극할 필요가 있습니다. 족궁이나 발가락도 고르게 자극하기 위해서는 모래나 부드러운 흙이 필요하고, 또한 오래 걷다 보면 자연스레 자극받을 수 있는 편평하지 않은 불규칙한

대지 도전율

대지의 상태	도전율($\times 10-5$)[℧/m]
바닷물	5,000
물논 · 습지	15
평지 · 시가지	8
밭 · 낮은 언덕	6
구릉 · 밀림	2
산악 · 황무지	1

도전율은 전류가 흐르기 쉬운 정도를 나타내는 값인데, 도체가 가진 전기 저항의 역수를 말합니다. 단위는 ℧/cm이며, 물의 경우에는 μ℧/cm를 사용합니다. 순수한 물의 도전율은 거의 0이고, 불순물이 많아질수록 도전율이 커집니다.
〈출처: 네이버 지식백과, 전기용어사전〉

땅이 필요합니다.

둘째로, 다양한 강도의 자극이 필요합니다. 자극의 강도가 너무 높거나 낮지 않은 범위 내에서 불규칙한 자극이 필요합니다. 그래서 뾰족한 돌이나 진흙과 같은 곳은 부적절합니다. 따라서 경락 자극에 적절한 땅은 징검다리와 같은 암반, 흙과 돌이 적절하게 섞여 있는 등산로, 바다가 모래사장 등이죠.

결론적으로 맨발로 걷기에 가장 적합한 땅은 접지와 경락 자극이 동시에 이루어질 수 있는 곳으로 약간은 촉촉한 황토길, 등산로 등과 해변의 물기 있는 백사장이라 할 수 있습니다. 적당한 물기가 있어야 땅 자체도 도체가 되며 맨발로 걸었을 때 인간과 전기적인 연결을 시켜줄 수 있습니다. 여기에 자연에서 가장 명확한 전해질인 소금기가 있으면 걷기에 더 좋은 땅이라 할 수도 있습니다. 결국 맨발걷기에 가장 좋은 땅은 돌과 황토, 물과 소금이 적절하게 결합된 곳이죠.

👣 황토와 좋은 흙

우리에게 좋은 땅이란 매우 추상적입니다. 황토가 좋다, 수정이 좋다, 옥이 좋다고들 하는데, 왜 좋다는 걸까요? 예를 들면, 황토가 육각구조로 되어 있어서 인체와 동조된다고 합니다. 또한 황토는 살균과 독성을 중화시키는 약성이 우수하며 인체에 유익한 효소가 50여 가지나 담고 있고 원적외선을 방사해 인체의 기운을 도와준다고 합니다. 그러나 기운적 측면이나 접지의 측면으로 볼 때 황토는 큰 의미를 가지지 않습니다. 그럼에도 불구하고 맨발걷기를 했을 때 '황토에서 걷는 게 효과가 가장 좋다'라고 하는 것은 우리 인류가 탄생한 이래 지속적으로 가까이 한 흙이기 때문입니다. 밤이건 낮이건 주변에 있었던 황토는 심리적으로 가깝고 안전하다는 여기게 되었을 겁니다. 또 대변, 황토, 황금에 대한 친밀도와도 관련이 있는 것으로 여겨집니다.

이러한 흐름이 이어져 세종대왕은 황토로 만들어진 찜질방에 한의사를 배치해 중증의 고혈압, 당뇨병, 난치병 환자들을 치료하도록 배려했으며, 궁내에도 왕과 왕자들이 피로할 때 쉴 수 있도록 3평 정도의 황토방을 만들어 운영했다고 합니다. 일반 서민들도 황토를 적절히 활용했습니다. 황토로 만든 집(옛날 초가집은 거의 대부분 나무와 황토로 만들어졌죠.), 황토로 만든 기와와 옹기가 대표적인 예입니다. 쉽게 이용할 수 있고 효용이 높은 황토로 주거지를 만들고 생활에 필요한 도구들을 만든 것이죠. 이처럼 황토는 우리에게 가장 가깝고 친근한 대상입니다.

한의학에서는 황토의 부산물을 복룡간伏龍肝이라 하며 한약재로 사용했습니다. 《본초강목》에 의하면 아궁이에는 신神이 있으므로 '복룡간'이라고 이름 지었다고 합니다. 아궁이 밑에서 오랫동안 가열처리된 진흙으로 만드는데, 10년 이상 된 아궁이 바닥을 30cm 깊이로 파면 나오는 자줏빛이 나는 진흙입니다. 성질이 약간 따뜻하고 맛은 맵고 짜며 독이 없습니다. 《동의보감》 '내경편'에는 이렇게 기록되어 있습니다. "복룡간은 바로 아궁이 속의 흙이다. 부인의 붕루崩漏와 대하帶下를 주로 치료하고, 출혈을 멈추게 하는 가장 좋은 약이다. 대체로 조燥한 것은 습濕을 없앨 수 있다."

🦶 땅의 기운과 물의 기운

한의학과 동양학에서 기氣에 대해 논하는 바는 너무나 방대하고 다채롭습니다. 이는 천기天氣와 지기地氣에 대해서도 비슷합니다. 지금 우리는 지기에 대한 이야기를 하고 있으므로 그에 대해 나름의 정의를 내리고 이를 활용할 방법을 찾아보기로 하겠습니다.

지기地氣는 지구라는 별에서 직접 발생되는 기운을 지구에서 사용할 때 부르는 말이라고 정의할 수 있습니다. 지구 중력과 전자기장 역시 지기地氣라 할 수 있습니다. 이에 반해 천기天氣란 지구 밖에서 연유된 기운입니다.

이런 단순 정의에서 벗어나 지기를 우리의 생활 속에서 묘사한다면, 지기地氣는 인간을 포함한 자연계의 전체 만물을 생겨나게 하는 근원으로 땅속의 기운, 농작물 성장의 근간으로 설명할 수 있습니다. 우리 인간을 기준으로 하면 인간 육체도 지기地氣의 소생인 것이죠. 땅의 기운을 받고 자란 곡식을 비롯한 채소, 과일, 고기 등을 먹고 살기 때문에 지기를 먹고 살아가는 것이라 할 수 있습니다. 이러한 연유로 지기地氣가 미치는 범위를 나무가 자라는 높이까지라는 설이 있습니다. 따라서 지기가 강한 곳에서는 나무가 높이 잘 자라고 지기가 약한 곳에서는 나무가 적게 자라거나 아예 자라지 못하는 것이죠.

지기地氣를 적극적으로 활용한 학문이 풍수학입니다. 풍수학이란 나침반을 이용한 방위학이며, 방위란 지구의 지자기에 의한 남북의 정립에서 출발합니다. 지구의 지자기地磁氣에 의해 풍수지리의 방위가 정해지기 때문에 풍수학을 방위方位학이라고도 부릅니다. 그리고 땅地이 갖고 있는 기氣, 지기地氣라는 것도 과학적인 방법으로 측정할 수 있는 수단은 지금껏 오직 지자기地磁氣의 측정 정도가 고작이었습니다. 그러므로 지기地氣가 바로 지자기地磁氣라는 전제도 성립될 수 있을 것입니다.

지표면에서 '땅地의 평균자기平均磁氣'를 기계로 측정해 보면 0.5가우스 정도입니다. 그런데 지상에서 4층 이상의 높이로 올라가면 평균자기平均磁氣가 절반으로 뚝 떨어져 0.25가우스 정도에 불과합니다. 또 스틸, 철근콘크리트, 샌드위치 판넬 등 지자기의 흐름을 방해하는 재료 지어진 건물이나, 4층 이상의 건물에서는 지자기地磁氣를 정상적으로 공급받지 못합니다.

프랑스에서 옛날에 지은 5층짜리 구형 아파트와 현대식 고층아파트에 사는 사람들 가운데 고층아파트에 사는 사람들이 병원에 더 많이 출입한다는 통계가 발표된 적이 있습니다. 구형보다 생활방식이 보다 안락해진 고층아파트에 사는 사람들의 건강이 더 안 좋다는 것인데, 4층 이하의 2~3층 높이가 생명체에게 가장 좋은 환경이라는 사실의 방증이기도 합니다. 특별한 경우를 제외하고는 나무들이 4~5층 높이인 15~20m 이상 자라지 않는 이유를 여기서 찾기도 합니다.

지구와 지구 전자기장 그리고 도전율 등을 공부하면서 내린 결론은, 지구란 물水을 통해 통일된 하나의 전도체가 됨으로써 모든 곳에서 0V의 전위를 가진다는 것입니다. 더불어 흙에 함유된 수분의 양과 암석에 포함된 전도성을 가진 광물의 양에 따라 도전율이 달라진다는 것입니다. 따라서 지기地氣란 지구의 기운으로 지구의 전자기장이며 물의 전도성이라 할 수 있습니다.

03 땅기운의 과학

땅에 대한 전자기적 연구는 이전부터 이어져 왔으며, 그라운드ground 라 하여 전압 기준점을 설정하기 위해 땅에 접지를 했습니다. 정전기를 제거해 인체 안전을 확보하거나 기기 동작을 보증하기 위함이고, 대부분의 전기선은 약어로 GND라고 표기하는 선을 같이 매설합니다.

어싱에서 소개하는 자유전하와 인체 전압의 안정성은 대부분 일상생활 내지 전자전기학에서는 지극히 기본적인 내용인데, 이를 인간의 뿌리와 연결하고 자유전하의 유입에 대한 긍정적인 사고로 의학적인 영역으로 발전시킨 것입니다. 따라서 땅기운과 인체가 만나면서 이루어지는 자유전하와 활성산소, 염증 등의 상관관계와 인간이 본래 가진 땅과의 소통/소통부재의 결과물에 대해 과학적 접근을 알아보겠습니다.

자유전하

자유전자란 원자나 분자로부터 떨어져 나와 독립적으로 존재하는 전자를 말합니다. 인체에도 이러한 자유전자가 있으며, 전자결핍이 일어날 수 있습니다. 이러한 결핍을 보충해줄 수 있는 것이 항산화 효소를 함유한 음식물과 지구와의 접촉에 의한 전도입니다.

물리적으로 지구 표면은 음전하입니다. 그래서 원자핵의 영향권을 벗어난 자유전자가 풍부합니다. 이러한 음전하가 풍부한 지구와 접촉하면 자유전자가 인체에 전도되어 유리하고 긍정적인 생리적 변화를 초래합니다. 이 자연적인 행성 전하는 육지나 바다에 사는 모든 생명체에 자유전하를 제공해 생명체의 생체 전기기계가 리듬과 균형을 유지하도록 합니다.

어싱에서는 지구의 자유전하를 비타민 G라고 부릅니다. 독특한 표현이면서 정확한 표현이라 생각합니다. 비타민 D는 신체가 태양으로부터 에너지를 받을 때 얻을 수 있는 것으로, 동양학적 표현으로 천기에 의해 형성된 것이라고 할 수 있습니다. 지구 역시 우리 건강에 크게 기여하는 에너지를 제공하는데, 이 에너지는 전자라고 하는 아원자 입자subatomic particle의 사실상 무한한 공급을 기반으로 합니다. 태양, 번개, 그리고 지구 깊숙한 것에 있는 핵에 의해 끊임없이 보충되고 자극을 받으면서, 그것들은 서로 다른 주파수로 진동하고 우리의 육지와 바다에 미묘한 음전하를 부여합니다. 그것은 일종의 전기 영양 또는 '천연 전기' 또는 일부 사람들이 '비타민 G'라고 부르는 것입니다.

어싱을 통해 지구(전자)의 자연 전하와 직접 접촉하면 유입되는 자연 전하는 전자를 찾는 자유라디칼의 강력한 중화제 또는 소광제 역할을 합니다. 따라서 자연 전하는 우리 몸에서 천연 항염증제의 역할을 하며 쉽게 구현되며 건강을 향상시킵니다.

이 에너지 현상에는 슈만 공명, 대기의 전자기 진동7.83Hz, 기본 주파수 및 지구 표면의 에너지 윙윙거림이 포함됩니다. 슈만 공명은 지구 표면의 전자 운동에 영향을 미치는 리듬으로 시시각각 변합니다. 따라서 지구의 땅은 전자적으로 활동적이고 역동적입니다.

자유전자의 순기능과 역기능

우리 몸속에서 자유전자	
순기능	역기능
신경전달, 에너지 생산, 항산화 작용	활성산소 생성, 세포 손상
• 신경세포의 막을 통과해 신호 전달 • 미토콘드리아에서 산소와 포도당을 분해해 ATP를 생성하는 과정에 사용된다. • 활성산소와 결합해 무해한 물질로 전환시킨다.	• 활성산소를 생성해 세포 손상 • 활성산소는 세포막을 손상하고, DNA를 손상하며, 단백질을 변성시켜 세포를 죽게 만들 수 있다.
땅속에서 자유전자	
순기능	역기능
전기 전도, 환원 작용	부식
• 땅속은 다양한 광물과 금속이 존재하기 때문에, 자유전자가 풍부하다. • 땅속 전기 전도에 중요한 역할을 하며 환원 작용에 참여해 토양의 영양분을 공급한다. • 미생물의 생육을 돕는다.	• 금속 표면과 반응해 금속을 산화시켜 부식시킨다.
전류에서 자유전자	
순기능	역기능
전기의 흐름, 에너지의 전달	열 발생, 전기 저항
• 전류는 자유전자의 흐름으로 이루어지며, 자유전자는 전기회로를 통해 흐르면서 에너지를 전달한다.	• 자유전자의 흐름은 열을 발생시키는데, 전류가 흐를 때 전기 저항을 만나면 자유전자의 흐름이 방해를 받아 열을 발생시킨다.

어싱은 세포에 에너지를 제공하는 미토콘드리아 또는 미세한 발전소를 지원해 세포 복원 및 에너지의 주요 원천을 제공합니다. 산소는 신진대사와 생명에 필수적이지만 산소 분자 자체는 매우 독성이 강하며, 우리 몸은 조직 내 산소 농도를 낮게 유지하기 위해 다양한 항산화 과정을 진행합니다. 산소가 너무 많으면 산화 스트레스가 발생합니다.

살아있는 세포의 주요 반응 중 하나는 모든 살아있는 과정의 에너지원인 아데노신삼인산ATP을 생성하는 미토콘드리아의 전자 전달 사슬입니다. 접지로 인해 전자가 무한히 제공되면 미토콘드리아 안에 전자가 풍부해져서 모든 세포에서 ATP 생산에 기여할 것입니다.

🐾 염증 반응

염증inflammation은 '불붙다'라는 의미인 라틴어 '인플라마티오 inflammatio'에서 유래되었습니다. 염증은 병원균, 세포손상, 외부 자극과 같은 해로운 자극으로부터 신체를 보호하기 위한 복합적인 생물학적 반응이며, 해로운 물질을 제거하고 환부조직을 치유하는 방어반응입니다. 염증이 생기지 않으면 상처와 감염이 치료되지 않고 조직 파괴가 계속 진행되어 생존이 위협받게 되지요. 한 마디로 염증은 인체를 보호하기 위한 적응반응입니다.

급성염증 반응은 손상된 조직에 상주하는 면역 세포에 의해 시작됩니다. 이들은 주로 대식세포, 수지상세포, 쿠퍼세포, 비만세포 등입니다. 조직 손상이 발생하면 면역세포들은 패턴 인식 수용체를 통해 활성화되어 염증의 임상 징후를 나타내는 염증 매개체를 분비합니다.

일부 세포는 무기로 사용하는 강력한 자유라디칼free radical을 대량으로 방출하여이른바 산화적 폭발oxidative burst 손상된 세포와 외부 미생물을 공격합니다. 자유라디칼은 몸에 꼭 필요한 작용을 합니다. 간단히 말해 전자와 결합하기 위해 대개 병원균이나 손상된 조직에서 전자를 빼앗아 오죠. 이 같은 작용을 통해 우리 몸에서 몰아내야 할 나쁜 세균을 죽이고, 손상된 조직을 해체해서 제거합니다. 이런 치유 과정이 끝나면, 면역반응 때 생긴 다량의 자유라디칼은 몸속에 있는 자유전자나 항산화물질과 결합해 중화됩니다. 급성염증 매개체인 자유라디칼은 대체로 수명이 짧으며 조직에서 빠르게 분해되는 거죠.

만성염증이란 염증 부위에서 진행 중인 작용이 점차 변질됨을 의미합니다. 조직 파괴와 치유 작용은 동시에 일어나는데, 문제는 자유라디칼이 주변에 있는 건강한 조직까지 공격한다는 것입니다. 만성염증의 경우 염증 반응에서의 매개체와 이들이 내뿜는 독소가 침입자뿐만 아니라 주변 조직에도 해로운 영향을 끼칩니다. 그래서 만성염증은 대부분 조직 손상을 동반합니다.

어싱의 관점에서는 정상적인 염증이 걷잡을 수 없이 만성으로 치닫는 까닭은 땅과의 단절에 있다고 생각합니다. 사람들이 고통받는 까닭은 전자결핍, 즉 자유전자가 부족해서 자유라디칼이 횡포를 부리기 때문입니다. 자유라디칼이 건강한 주변 조직을 계속 공격하면서 악순환이 이어지고 확대되고, 쉼 없는 공격 모드는 만성염증이라는 자가면역반응을 불러일으킵니다. 원래 적응반응이었던 염증이 대지와의 직접적 접촉이 없어진 오늘날의 환경에서는 전자가 결핍된 탓에 부적응 반응으로 변질되었다는 것입니다.

따라서 어싱에서는 발밑의 땅이 '최초의 항염증제'라고 제안합니다.

지구상에서 가장 큰 항염증제는 행성 표면 자체로, 우리는 땅과 접촉하는 것으로서 이를 획득할 수 있다는 것입니다.

👣 활성산소

활성산소는 대부분 음식물을 섭취해 에너지로 바꾸는 신진대사 과정에서 생성됩니다. 호흡의 핵심인 미토콘드리아에 있는 전자전달계 Electron transport chain는 섭취한 유기물로부터 유래된 전자를 산소로 전달하며 에너지를 생성하고, 전자를 받은 산소는 양성자혹은 수소 양이온, H^+와 함께 안정한 상태인 물이 됩니다.

이런 호흡 과정에서 극히 일부가 물이 되지 않고 전자만 받아 유리기 또는 자유라디칼Free Radical이 되는데, 이것이 체내 호흡 과정에서 주로 생기는 활성산소의 일종인 초과산화물Superoxide입니다. 대략 0.2~1% 정도이며, 그나마도 방어체계에 의해 무력화됩니다. 이외에도 스트레스, 자외선, 세균 침투에 의해서도 나타납니다.

활성산소는 적당량이 있으면 세균이나 이물질로부터 우리 몸을 지키며 세포의 성장을 돕고 장내 세균의 증식을 억제해 염증을 막으며 살균작용을 하여 건강한 생명활동을 할 수 있게 합니다. 우리 몸속에 나쁜 세균이나 바이러스가 들어오면 활성산소는 백혈구와 함께 출동해 세균의 전자 하나를 빼앗아 오고 이에 따라 세균이 죽는 거죠.

그런데 활성산소가 너무 많이 발생하면 건강한 세포나 생체 조직, 세포막이나 DNA 등에서 전자 하나를 빼앗아 우리 몸을 파괴합니다. 특히 지질지방을 구성하는 성분으로 구성된 주변 세포막을 파괴하고, 심지어 세포 속의 유전자를 망가뜨리기도 하며, 몸 안의 세포를 산화시켜 피부노화 등 여러 질병의 원인을 만듭니다. 정리하면 이렇습니다.

① DNA를 손상시켜 돌연변이와 암을 유발합니다.
② 세포 내부의 에너지 생산 구조인 미토콘드리아를 손상시킵니다.
③ 단백질을 가교해 효소의 기능을 손상하고 피부 주름을 유발합니다.

우리 몸에는 활성산소를 해가 없는 물질로 바꿔주는 효소항산화효소가 있어 활성산소의 무제한 증가를 막는 역할을 합니다. 항산화효소는 몸속에서 자체적으로 생기는 것도 있지만, 외부의 식물에서도 얻을 수 있습니다. 대표적으로 비타민 C키위, 양배추 등에 다량 함유, 비타민 E아몬드, 해바라기씨 등에 다량 함유, 베타카로틴당근, 토마토 등에 다량 함유, 셀레늄각종 해산물에 다량 함유 등이 이에 해당합니다.

항산화제가 포함된 음식을 많이 먹는 것은 몸속에 있는 활성산소와 항산화물질이 반응하도록 하는 것입니다. 즉 라디칼이 안전하고 안정된 생성물로 변환되도록 항산화제가 돕게 하는 거죠. 결국 활성산소가 체내의 중요한 분자들을 공격하기 전에 항산화제와 반응이 더 많이 일어날 수 있도록 몸속 환경을 만들어 주면 건강을 유지할 수 있습니다.

현대인의 질병 중 약 90%가 활성산소와 관련이 있다고 알려져 있으며, 구체적으로는 암, 동맥경화증, 당뇨병, 뇌졸중, 심근경색증, 간염, 신장염, 아토피, 파킨슨병, 자외선과 방사선에 의한 질병 등이 있습니다. 어싱은 이러한 활성산소를 중화시킬 수 있는 자유전하를 무제한으로 제공하는 수단입니다. 경제적 부담 없이 약간의 노력으로 가장 강력하고 풍부한 항산화제를 공급받을 수 있는 방법인 거죠.

활성산소는 언제 많이 발생될까요?

① 과도한 운동과 빠른 호흡

호흡은 활성산소가 발생하는 근본적인 원인입니다. 미토콘드리아가 산소를 이용해 에너지를 만들어 내는 이상 활성산소는 필연적으로 발생할 수밖에 없습니다. 비유하자면 내연기관 자동차에서 나오는 배기가스라고 할 수 있죠. 과도한 운동으로 숨을 가쁘게 쉬면 활성산소가 많이 발생합니다.

고강도의 운동을 할 때는 갑자기 멈추면 산소가 에너지로 쓰이지 않고 활성산소가 되므로, 서서히 동작을 줄여 운동을 멈추어서 남은 산소가 소비되어 활성산소로 변하는 것을 막는 것이 필요합니다. 몸 안에 생성된 활성산소를 없애고 막는 데 가장 효과적인 운동은 달리기와 같은 유산소운동입니다. 유산소운동을 하면 심폐 활동이 증가해 혈액순환, 호흡, 땀 등을 통해 활성산소를 배출하기 때문이죠. 단, 숨이 차지 않고 땀이 촉촉하게 나는 정도의 달리기가 가장 효과적입니다.

② 과식과 물질대사 항진

영양분과 산소는 활성산소를 만드는 주원료가 되므로 과식하면 활성산소가 더 많이 발생하게 됩니다. 모든 화학물질의 대사에는 호흡이 관여합니다. 음식을 과하게 섭취하면 세포내 에너지 생산 공장인 미토콘드리아는 많은 활성산소를 배출하게 되어 염증 물질이 과도하게 생기거나 암을 일으킬 수도 있습니다.

③ 높은 곳에 있을 때

높은 곳일수록 압력이 커지고 그러면 전압이 높아져 머릿속에서 번개가 치듯이 활성산소가 많아집니다. 때문에 고층 아파트나 건물보다는 땅이 있는 1층이 가장 좋습니다.

④ 감염과 환경적 요인

백혈구(호중구)가 세균을 죽일 때 세포에게 극독인 활성산소를 넣어 죽입니다. 따라서 세균이 많아져 염증을 일으킬 때 활성산소가 많이 발생되죠. 자동차 배기가스나 유해한 화학가스 또는 공장연기, 쓰레기 소각 등으로 발생하는 다이옥신을 마셨을 때, 과로, 장내 이상발효가 일어났을 때, 대기오염·환경오염·미세먼지 등에 많이 노출되었을 때 호흡기 질환을 유발할 뿐 아니라 우리 몸의 자연면역기능이 먼지나 기타 오염물질로부터 몸을 보호하기 위해 활성산소를 많이 만들어 냅니다.

⑤ 과도한 스트레스를 받을 때

화가 나거나 스트레스를 많이 받으면 발생하는 호르몬인 노르아드레날린과 아드레날린은 강한 독성이 있는데 자연계에 있는 독 중에서 뱀독 다음으로 독성이 강하다고 합니다. 뇌에서 분비되는 호르몬은 미량이나 항상 화를 내거나 스트레스를 받으면 영향을 끼쳐 노화가 빨라지고 질병에 걸릴 확률이 높아집니다. 따라서 이런 호르몬들이 적게 분비되도록 부정적인 생각을 멈추고 뇌를 젊게 유지하는 것이 필요합니다.

⑥ 흡연과 음주

흡연할 때 불완전 연소로 인한 활성산소가 기도로 들어옵니다. 그뿐만 아니라 담배연기에는 니코틴, 일산화탄소와 같은 산화성 및 독성물질이 많습니다. 담배 1개비를 피우면 몸에는 100조 개의 활성산소가 발생한다고 합니다. 또 과음하면 간에서 알코올이 분해될 때 다량의 활성산소가 발생합니다.

04 어싱이 건강에 도움이 되려면

목적과 계획이 있는 운동

인간의 활동은 몇 가지로 나눌 수 있습니다. 건강을 목적으로 하는 맨발걷기는 신체활동 중에서도 계획적으로 반복하는 운동에 속하죠. 우리 활동을 사전적으로 각각 어떻게 정의하는지 알아보겠습니다.

먼저 신체활동은 "근육의 수축으로 일어나는 신체의 모든 움직임"이라고 정의합니다. 걷고 뛰고 말하고 만들고 청소하는 모든 움직임이 신체활동이며, 직업적 신체활동, 여가활동, 가사활동, 출근이나 통학과 같은 이동으로 구분하기도 합니다.

두 번째 노동은 "사람이 생존·생활을 위해 특정한 대상에게 육체적·정신적으로 행하는 활동"이라고 정의합니다. 원시시대에도 나무에 달린 열매를 채취하거나 사냥하거나 물고기를 잡는 행위 등과 같은 활동이 필요했으며, 지금도 농사를 짓거나 일터에서 각종 생산활동을 하고 있습니다. 이와 같은 일련의 육체적·정신적 활동을 노동이라 합니다.

세 번째 운동은 신체활동의 한 종류로서 "계획적으로 구조화된 반복적 움직임"을 의미합니다. 예를 들면, 체중을 조절하기 위해(계획)

하루 1시간 동안 달리기팔다리를 엇갈려 움직이면서 몸을 이동시키는 구조적 움직임를 하는 것은 '운동'입니다.

운동은 건강을 위해 자발적으로 하는 활동으로 움직임의 양과 시간은 물론, 몸의 피로도나 상태에 따라서 무게, 자세, 강도, 시간 등을 조절할 수 있습니다. 반대로 노동은 하기 싫어도 해야 하며 움직이는 자세나 강도 등의 조절이 원활하지 않아 근육이나 인대에 부담을 줄 수 있죠. 따라서 나에게 맞지 않는 운동은 노동이 됩니다. 운동을 일처럼 하지 말고 나를 위한, 진짜 건강을 위한 운동을 해야 합니다.

맨발걷기는 사전적 의미와 외형으로 보면 신체활동, 노동, 운동에 모두 속합니다. 따라서 맨발걷기가 건강을 위한 운동이 되려면 정확한 목적을 가지고 일정한 계획을 세우고, 장소와 시간, 강도를 조절해야 합니다.

👣 운동 시간

어싱의 관점에서 지구와의 접촉으로 우리 몸에 긍정적인 영향을 끼치며 온몸의 세포에 최소한의 흔적을 남기려면 일정한 시간 동안 지속할 필요가 있습니다. 얼마나 지속해야 할까요?

어싱의 첫 번째 작용은 우리 몸의 표면 전위를 땅과 동조시키는 것입니다. 이것은 땅과 접지를 시도하는 순간에 반응하며 접지가 이루어지는 동안 유지됩니다. 따라서 가급적 오래, 하루 24시간 지속할 수 있다면 최상의 상태를 유지하게 됩니다.

두 번째 작용은 우리 몸으로 자유전하를 유입시키는 것입니다. 자유전하가 우리 몸 세포에 필요한 만큼 유입되어 전신의 세포가 자유 전하를 필요한 만큼 취할 수 있는 시간이 필요합니다. 문제는 각자의 몸에서 전하의 균형을 맞추는 데 필요한 요구량이 다르다는 것입니다. 따라서 건강 상태가 안 좋을수록 또 처음 시도할수록 긴 접촉 시간이 필요하며, 건강한 사람과 꾸준히 한 사람은 접촉 시간이 상대적으로 적어도 건강을 유지할 수 있습니다.

이와는 별도로 에이징aging 시간이 필요합니다. 에이징 시간은 모든 전자기계가 본래의 성능이 발현되기까지 요구되는 시간을 말합니다. 특히 오디오기기의 경우 황금귀를 가진 분들은 충분한 에이징 시간을 가진 후 음악감상을 하고 오디오기기를 평가합니다. 인체 역시 정밀한 생체전기기계라 할 수 있습니다. 지구와의 접촉과 자유전하의 유입을 통해 인체가 가지고 있는 본래 기능을 회복하는 접지의 목적을 이루기 위해서는 인체도 최소한의 에이징 시간이 필요합니다. 그럼 에이징 시간을 어떻게 산출해야 할까요?

먼저 어싱 관점에서 주장하는 내용을 살펴봅시다. 도선 안에서 전자의 이동속도는 매우 느립니다. 반지름이 1mm인 구리선에 10암페어 전류가 일정하게 흐른다면 이동속도는 약 0.24mm/sec, 즉 1초에 1/4mm에 불과하죠. 이런 속도로 우리 몸을 흐른다 해도 발바닥에서 가장 먼 반대편 손가락까지, 어림잡아 2m라 했을 때 8,333초, 즉 2시간 20분 정도가 필요한 거죠. 한편 일반적인 전기장에서는 전압이 가해져서 전기장이 형성되었을 때 일정한 방향으로 10^{-4}m/s로, 1초에 약 0.1mm의 속도로 이동합니다. 이 경우 발바닥에서 반대편 손끝까지 도달하는 데 20,000초, 즉 5시간 30분 정도가 필요합니다.

그러나 실제 인체에서 전자의 이동이 어느 정도 속도로 이루어지는

지 정확하게 모릅니다. 우리 몸에서는 구리 도체보다는 더 느리리라 예상되므로, 모든 세포까지 자유전자의 접근을 도모하려면 최소 2시간 20분 이상의 어싱을 권합니다.

운동 강도와 시간

맨발걷기는 걷기라는 유산소운동을 기본으로 합니다. 일반적으로 걷기는 누구나 어디서든 할 수 있는 운동으로, 인간이 하는 운동 중 가장 완벽에 가까운 운동이라 합니다. 걷는 것은 몸 전체를 한 지점에서 다른 지점으로 이동하는 것으로 단순해 보이는 동작이지만, 이 과정이 제대로 진행되려면 관절, 뼈, 근육, 신경 등이 모두 조화롭게 움직여야 합니다. 대부분 현대인은 운동 부족으로 인해 예전보다 체력이 떨어져 있고 많은 질병에 노출되어 있습니다. 운동의 긍정적인 효과에 대해 알고는 있지만 막상 이를 실천하기 위해서는 고됨과 시간, 장소와 비용 등의 이유로 꾸준히 하기가 어렵습니다. 그러나 맨발걷기는 힘겨움, 시간, 장소, 비용 문제 모두에 구애받지 않으면서 가장 쉽게 접근할 수 있는 운동입니다.

운동 강도는 최대 심장박동수를 기준으로 하는데, 걷기 운동을 처음 시작하는 초보자의 경우 운동 강도가 최대심박수의 30~40% 정도인 완보나 산보로 걷다가, 점차 강도를 높여 40~70% 정도인 속보나 급보로 걷는 것이 효과적입니다. 운동 시간은 자신의 목표 심장박동수에 도달한 상태에서 30~60분 정도 지속하는 것이 이상적이고, 초보자는 주당 3회 정도가 적당하며 체력이 향상되면 횟수를 늘려가도록 합니다. 걷기 운동은 운동 강도가 낮아서 속도를 빠르게 해도 목표 심박수에 도달하기 어려울 수 있습니다. 이때는 운동 시간을 늘려줌으로써 효과를 얻을 수 있습니다.

심장박동수와 적정 운동강도

나이	최대 심장박동수	안정 시 심장박동수	걷기 적정 운동강도 (40~70%)	달리기 적정 운동강도 (80~90%)
50	170회	70회	68~120회	150~160회
60	160회	70회	64~112회	142~151회
70	150회	70회	60~105회	134~142회
80	140회	70회	56~98회	126~133회
90	130회	70회	52~91회	118~124회

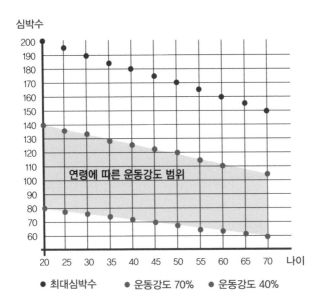

경맥 자극에 필요한 시간

경맥자극의 관점에 맨발걷기는 대주천과 전신주천을 병행하는 것으로, 기의 순환이 하나의 매듭을 이룰 수 있는 시간의 기준이 있습니다.

① 막힘이 없을 때는 2분

한방에서 인체의 기운이 흐르는 속도에 대한 언급이 있다. 십이정경十二正經을 흐르는 전신주천의 거리를 기준으로 하면 발바닥에서 머리로 머리에서 다리 발바닥까지를 기준으로 키 170㎝를 기준으로 할 때 한 호흡에 6촌의 거리를 움직인다고 표현하였습니다.

하루에 13,500회의 호흡을 기준으로 나누었는데 이를 1분당으로 계산하면 9.4회 정도의 호흡입니다. 그런데 현대인의 호흡은 1분에 평균 20회 정도입니다. 따라서 이를 토대로 계산하면 6.4초에 20cm를 이동한다. 따라서 몸 한 바퀴를 돌려면 109초가 걸리는데, 대략 2분 정도 소요되는 것입니다. 따라서 몸에 기氣의 순환이 막힘이 없으면 2분이면 한 바퀴를 돌 수 있는 속도입니다.

이러한 2분의 속도는 선도수련에서 실질적인 기준이 됩니다. 즉 소주천의 흐름인 단전에서 출발하여 독맥을 돌아 임맥으로 내려오는 소주천의 속도가 2분 이내에 진행되면 소주천을 달성하였다고 판정하고 다음 단계로 승급합니다.

② 처음에는 30분 이상이 요구된다.

맨발걷기를 실행하면서 몸을 관찰하면 서서히 변화를 감지할 수 있습니다. 이는 나이에 따라, 컨디션에 따라 달리 드러나는데 다리에서 등과 머리로 기운이 올라오는데 10분 정도가 되었을 때 주^主된 세력의 기운이 올라옴을 느낄 수 있으며, 대부분 사람은 머리에 머무름이 오래가고 내려가는데 속도가 느려 하복까지 도달하는데 30분 정도가 소요됩니다.

이후에도 지속적으로 맨발걷기를 하면 기의 흐름이 점점 빨라지는데, 흐름에 막힘이 없으면 어느 순간 발바닥에서 출발한 기운이 다시 발바닥까지 내려오는 데 2분이 걸릴 정도까지 순환이 빨라집니다. 하지만 이러한 기의 순환을 실질적으로 파악할 수 있는 수련자는 극소수이므로 이를 인지하기 어렵습니다. 따라서 하나의 완성된 순환이 이루어지는 상태는 아래의 몸의 변화로 유추하는 것이 무난합니다.

첫째, 손바닥이 부었다가 가라앉는다.
둘째, 땀이 났다가 땀이 더 이상 안 나면서 땀이 날아간다.
셋째, 몸이 하나가 된 느낌을 얻는다.
넷째, 맨땅을 걸을 때 한번 바닥을 디디면 온몸이 걷는 듯한 느낌을 받는다.

이와 같은 현상을 넷 중 어느 하나라도 인지하면 기운의 흐름이 완성된 상태라고 보면 됩니다. 가급적 이러한 현상이 도달할 때까지 꾸준히 맨발걷기를 하고, 시간적 여유가 있다면 지속해서 더 걷는 것이 좋습니다.

05 어싱의 효과

🦶 수면 개선

맨발로 땅을 걷는 것과 어싱은 약간의 개념 차이가 있습니다. 어싱은 땅과 접지선을 통한 접촉으로 이루어지는 인체의 변화를 논하는 것입니다. 이에 비해 맨발걷기는 어싱의 바탕 속에 경맥의 자극과 걷기 운동의 효과가 누적된 것이고요. 따라서 어싱은 맨발걷기만큼 극적이고 빠른 효과는 보이지 않지만, 꾸준히 긴 시간 시도하면 다양한 개선 효과를 볼 수 있습니다.

우리나라의 경우 맨발걷기를 기준으로 어싱에 대한 실험과 관찰, 체득에 대해 다루고 있으며, 맨발걷기를 제외한 순수한 어싱에 대해서는 자료가 미흡합니다. 따라서 여기에서는 저의 경험과 다양한 임상보고, 출판물 등의 자료를 참고하여 대략적인 효과를 알아보기로 하겠습니다. ▪

어싱을 실천하는 대부분 사람은 수면이 개선되었습니다. 맨발걷기

▪ 가장 많은 도움을 받은 자료는 2010년 출판된 《어싱, 땅과의 접촉이 치유한다》와 https://earthinginstitute.net/에 게재된 내용이었습니다.

에서도 대부분 수면의 개선 내지 불면증 치료가 이루어졌고요. 실험결과 대부분이 좀 더 빨리 잠이 들고 잠에서 깬 횟수가 줄었다고 합니다.

어싱에 대한 실험에서는 멜라토닌 생성이 증가함을 보고하고 있습니다.[■] 멜라토닌은 송과선 호르몬 중 가장 중요한 호르몬입니다. 깊고 편안한 수면을 촉진하고, 면역체계를 지원하고, 세포 손상과 노화를 늦추고, 에너지를 개선하고, 암세포의 성장을 억제할 수도 있습니다.

수면의 개선은 회복력의 개선이 이루어졌다는 것을 의미합니다. 달리 표현하면, 생명활동의 근본인 낮의 활동과 밤의 회복 리듬이 개선되고 있는 것이고요. 이를 바탕으로 건강의 증진과 치유효과의 개선이 이어집니다.

👣 통증 개선 및 치유

통증은 양방 관점에서는 염증에 의해 발생하며, 한방의 관점으로 보면 불통不痛에 의해 발생합니다. 어싱은 통증을 빠르게 경감시켜 통증의 개선과 치유가 이루어지며 강도와 지속 시간이 크게 줄여줍니다.

어싱의 가장 기본적인 효과는 자유전하가 자연의 항염증제 내지 진통제임을 피력하고 있습니다. 염증의 주요 징후인 발적, 열, 부기, 통

■ MAURICE GHALY and DALE TEPLITZ, "The Biologic Effects of Grounding the Human Body During Sleep as Measured by Cortisol Levels and Subjective Reporting of Sleep, Pain, and Stress" THE JOURNAL OF ALTERNATIVE AND COMPLEMENTARY MEDICINE Volume 10, Number 5, 2004, pp. 767~776.

증 그리고 기능 상실을 줄이거나 예방한다는 것입니다. 만성염증은 통증의 원인 요인이며 심혈관 질환, 류마티스 질환, 자가면역 질환, 알츠하이머, 당뇨병, 암을 포함한 거의 모든 만성질환, 노화 관련 질병의 원인 또는 악화 요인입니다. 어싱은 이러한 요인들이 완화하거나 사라지게 합니다.

한편으로 한방의 개념으로 보면, 땅기운의 유입으로 기의 순환이 활발해져 통증의 원인인 막힌 것을 뚫어주는 것에 의해 통증이 경감되는 것입니다. 이러한 통증의 경감 효과는 한 겹 두 겹 풀리는 느낌과 시나브로 퍼지면서 사라지는 느낌으로 정리됩니다.

🦶 살아나는 기운

맨발걷기를 꾸준하게 하거나 어싱이 이루어진 상태에서 잠을 자면 깊은 수면과 더불어 회복력이 상승해 아침에 가볍고 활력 찬 상태로 일어날 수 있고 하루 종일 컨디션도 양호합니다. 이는 실험결과로도 보고되고 있습니다.[■] 피로 개선으로 상쾌함은 더하고 피곤함은 덜어지는 거죠. 깊고 질 좋고 수면이 이루어지는 것과 더불어 어싱으로 인해 신체가 전도성 결합 조직에 전자를 저장할 가능성이 있다는 것입니다.

어싱의 기본적인 작용은 자유전하가 유입되게 해서 우리 몸이 전자로 넉넉해지게 하는 것입니다. 이에 따라 인체의 배터리가 재충전되

■ Karol Sokal and Pawel Sokal "Earthing the Human Body Influences Physiologic Processes" THE JOURNAL OF ALTERNATIVE AND COMPLEMENTARY MEDICINE Volume 17, Number 4, 2011, pp. 1~8.

고 자유라디칼을 중화하여 신체의 모든 생화학적 과정에 필요한 연료를 공급하는 세포 에너지 생산전자가 필요함이 이루어집니다.

이런 어싱의 효과를 한의학적으로 설명하면, 장부가 튼튼해지는 작용과 더불어 인체의 생체 배터리인 단전의 진기眞氣 생성량이 늘어나는 것입니다. 이러한 결과로 피로 해소와 더불어 활력을 얻게 되고요.

👣 스트레스 해소

맨발걷기와 충실한 어싱은 정체를 풀어내고 몸의 생리작용을 안정시키는 작용을 합니다. 그러면 몸의 방해인자가 사라져 개운함을 느끼게 되죠. 8명의 여성을 대상으로 6주 동안 진행한 실험에서는 어싱으로 7명이 기분이 좋아졌다고 보고했습니다.[■] 몇몇 다른 연구결과도 비슷한 결과를 내놓고 있고요.

양방에서는 스트레스 반응에 대한 매개자이자 표지자로 코르티솔 호르몬을 사용합니다. 코르티솔의 만성적인 상승은 신체의 리듬을 방해하고, 수면 장애, 고혈압, 심혈관질환, 골밀도 감소, 면역반응 감소, 기분장애, 자가면역 질환 및 비정상적인 포도당 수치를 포함한 많은 문제의 원인이 될 수 있습니다. 특히 상당한 스트레스 감소 효과가 있다는 것은 많은 연구를 통해 보고되었습니다. 구체적으로 다음과 같은 것이 어싱의 효과로 밝혀졌습니다.

■ G. Chevalir. "The effect of Grounding the Human Body on mood" Psychological Reports, vol. 116, no2, pp. 534~542, 2015.

- 스트레스 호르몬인 코르티솔의 정상화
- 뇌의 전기 활동에 진정 효과
- 근육긴장의 정상화
- 부교감신경의 진정 ■
- 단순한 이완을 훨씬 뛰어넘는 정도로 심박수 변동성HRV 개선

혈액순환 개선

맨발걷기와 어싱에 대한 한의학 개념은 기순환을 활발하게 하는 수승화강을 온전하게 하는 것입니다. 이로 인한 부가적인 과정이 혈액순환이 원활해지는 것입니다. 이는 특히 정맥혈의 순환과정이라 할 수 있는 혈관의 이완이 포함되며 혈액의 점도가 감소한 결과이기도 합니다.

어싱 실험결과 중에도 혈액의 점도가 감소한 연구결과가 있습니다.■■ 혈액 점도는 당뇨병 및 심혈관 질환과 관련이 있는데, 어싱이 혈액 점도에 미치는 영향을 실험한 또 다른 연구에서 모두 혈액 점도를 많이 감소시켜 잠재적으로 적혈구 간격을 개선한다고 밝혔습니

■ 스트레스와 관련된 일반적으로 과민한 교감신경계 발현에서 심장 및 호흡수, 소화, 땀, 배뇨, 심지어 성적 흥분을 조절하는 자율신경계(ANS) 내의 부교감신경을 진정 모드로 빠르게 전환시켜 줍니다.
■ ■ Karol Sokal and Pawel Sokal. "Earthing the Human Organism Influences Bioelectrical Processes" THE JOURNAL OF ALTERNATIVE AND COMPLEMENTARY MEDICINE, Volume 18, Number 3, 2012, pp. 229~234.

다.■ 혈액 점도가 개선되면 몸통, 사지 및 얼굴의 혈류가 조절되고 개선됩니다.

어싱으로 인해 안면 혈류 조절의 개선과 복부와 몸통 전체의 체액(혈액 및 림프 포함) 순환이 개선되고 장 팽창(팽만감)이 감소하여 몸, 사지, 머리와 얼굴 전체의 혈액순환이 개선되는 것으로 나타났습니다. 혈액순환의 촉진과 혈액 점도 개선의 결과로 혈색이 살아나고 전반적인 건강의 증진이 이루어진 거죠.

생체시계의 조정

제가 어싱 이론을 접하면서 감명받은 것이 두 가지 있습니다. 지기地氣란 것을 추상적인 것이 아닌 객관적인 것으로 서술할 수 있겠다는 기대감과, 생체시계의 동조 부분입니다.

인체에는 여러 개의 생체시계소위 말초시계가 있으며 모두 뇌 시상하부의 시신경교차상핵suprachiasmatic nucleus에 있는 중추 생체시계의 통제를 받습니다. 중추 생체시계는 망막에 있는 특수 세포로부터 주변의 빛에 대한 정보를 받아 그 신호가 다시 시상하부에서 송과체로 전달하면 그 빛 정보에 따라 송과체에서 멜라토닌 분비를 조절합니다. 멜라토닌은 어두운 조건에서만 분비되고요.

■ Richard Brown and Gaétan Chevalier, "Grounding the Human Body during Yoga Exercise with a Grounded Yoga Mat Reduces Blood Viscosity" Open Journal of Preventive Medicine, Vol.5 No.4, April 2015.

생체시계는 수면각성 주기를 비롯해 사실상 모든 신체 기능을 조절합니다. 연구결과를 토대로 제가 내린 결론은 빛뿐만이 아니라 땅 에너지도 각종 생체시계를 조정해 체내 호르몬 분비를 규율한다는 것입니다. 이러한 생체시계가 정상적으로 유지되려면 느리고 부드러운 리듬의 지구 에너지장이 필수적입니다.

저는 평소에 수면에 대해 말할 때 '땅과 더불어 잔다'라고 표현합니다. 이때의 땅이란 시간의 변화에 따른 그 지점의 음양오행적 리듬을 말하며 개념적인 설명만이 가능했습니다. 그리고 그에 맞춰 땅이 잠자는 리듬에 따라 오후 9시, 늦어도 11시, 아무리 늦어도 새벽 1시에는 자자는 논조를 펼쳤습니다.

만약 시차가 큰 지역으로 여행하는 경우 그 지역의 흐름에 맞추어 푹 자면서 조화를 이루도록 권하였는데, 접지하면 생체시계를 조절하여 시차를 맞출 수 있다는 관점은 저에게는 신세계의 경험이었습니다.

🦶 노화 방지

한방에서 노화란 단전의 생체배터리의 용량이 줄어들고 몸의 구조가 약해지면서 기능이 저하되는 과정입니다. 양방에서 노화에 대한 지배적인 이론은 정상적인 신진대사 중에 또는 오염, 부실한 식단, 스트레스 또는 부상에 대한 반응으로 생성되는 자유라디칼의 산화 스트레스로 인한 누적 및 손상 등으로 봅니다.

어싱, 특히 맨발걷기를 통한 어싱은 몸의 구조를 튼튼하게 하고 단전의 생체배터리의 능력을 개선시킵니다. 이에 대한 종합 결과물이 노화의 지연이라 할 수 있는 거죠. 어싱의 결과로 이루어지는 자유라디칼에 의해 조직 무결성이 손상될 수 있는 부위에 항산화 전자를 쉽고 풍부하게 전달하는 전자 저장 향상을 기반으로 노화 방지 효과에 대한 가설을 세워졌습니다.

🦶 더 빠른 치유

어싱의 기본은 체내 전기적 안정성의 회복과 자유전하의 유입입니다. 이 두 가지 작용의 결과로 몸은 본래의 기능을 온전히 이룰 수 있는 발판을 얻게 되죠. 인체는 본디 모든 자동조절, 자가치유 시스템이 정상적으로 기능할 수 있도록 체내 전기적 안정을 유지하기 위해 지구의 전기에너지를 활용하면서 진화해 왔습니다. 따라서 신체 시스템의 불안정으로 인한 생리현상의 이상과 여러 질병이 어싱을 통해 땅의 에너지를 받아들여 안정됩니다. 이에 따라 우리 몸에 나타나는 효과는 다음과 같은 것입니다.

- 신진대사율이 증가
- 근육손상을 줄이고 격렬한 운동에서 회복 가속화
- 상처치유 속도 향상
- 외상 및 부상에 대한 면역체계 반응 개선
- 근육긴장 정상화
- PMS 증상 및 안면홍조 감소

- 칼슘 및 골밀도 손실 방지, 골다공증 지표 감소
- 포도당(혈당) 조절 및 개선
- 조산아의 신경계 기능 개선
- 갑상선 조절 기능 향상
- 포도당(혈당) 조절 및 개선

 전자기장을 물리치다

본래 모든 물체가 지구의 전자기장의 보호를 받고 있다. 그런데 현대에는 지구와 단절은 심화되고 인위적인 전자기장전파. 전자기기, 전선에 노출이 많아 체내의 전자가 비정상적인 동요를 보이는데, 어싱을 통해 지구 전자기장에 접속하면 땅속 전자로 인하여 차폐가 되어 보호를 받는다.

2부

●

맨발걷기를 하자

1장

맨발걷기의 준비

제가 '걷는 방법'에 대해 처음 접한 것은 한의대에 입학한 후 현무의학회라는 무술서클에 가입해 무술의 기본을 배울 때입니다. 보법步法이란 것을 배우는 데 중요한 사항 중 하나가 걸을 때 발가락이 땅에 먼저 닿는 것이었습니다. 당시에는 '무술에 필요한 보법이 따로 있구나' 하는 생각을 했습니다. 그 후 마사이워킹이 유행하면서 어떻게 걷는 것이 좋은 방법일지 고민했습니다.

무술에서 보법은 다양한 의미가 있는데, 첫 번째는 중심 이동의 용이함과 더불어 공수의 전환을 원활하게 하는 것입니다. 두 번째는 소리와 기척을 줄이는 것인데, 이를 다른 말로 표현하면 우리 몸에 충격을 최소화하는 것입니다. 세 번째는 땅에 탄탄하게 지지하는 것으로, 걷거나 멈출 때 옆에서 충격을 가해도 다리가 탄탄하게 지지하는 것입니다. 이러한 관점으로 접근하는 무술의 보법은 걷기의 모든 것을 담고 있다고 할 수 있습니다. 우리의 조상인 원시인들도 사냥을 할 때에는 이렇게 걸었을 것이라고 짐작됩니다.

그런데 실제로 이런 식으로 걸으면 보통 걸음보다는 중심이 앞으로 쏠리면서 다리에 힘이 들어가고 긴장이 됩니다. 발가락이 힘들고 발목이 힘겨워집니다. 그러나 이런 방식의 걷기를 지속하면 어느 순간 발가락과 발목이 단련되면서 다리가 튼튼해지고 땅을 지지하는 힘이 향상됩니다. 이렇게 걸을 때의 하체 모습은 급한 순간에 우리가 저절로 취하는 자세입니다. 몸에 각인된 자세인 거죠. 달릴 때도 발가락이 먼저 땅에 딛고, 밑으로 뛰어내릴 때도 발가락이 먼저 땅에 닿습니다. 산을 오를 때에도 발가락이 땅에 먼저 닿습니다. 이러한 방법으로 신발을 벗고 맨발로 걸으면 가장 훌륭한 걷기가 됩니다.

맨발걷기의 가장 큰 준비는 마음입니다. 어떠한 마음으로 맨발걷기를 시작하는가가 무엇보다 중요합니다. 가장 중요한 것은 "무엇을 위하여 맨발걷기를 시작하는가?"를 정하는 것입니다. 목표가 정해지면 그다음은 어느 정도의 강도와 얼마간의 시간을, 어디에서 걸을지가 저절로 결정됩니다.

저의 경우 맨발걷기를 본격적으로 치료의 보조요법으로 접근하게 된 계기는 어린이 두통환자를 확실하게 치료하고 재발까지 방지하는 방법을 찾기 위해서였습니다. 이렇게 목표를 정하다 보니 저절로 실천 방안은 마련되었습니다.

저는 다음과 같은 실천 원칙을 세웠습니다.

- 하루에 30분 이상, 주중 5일을 맨발걷기를 하자.
- 주중 5일을 목표로 하되 중간에 아무리 바빠도 72시간 이내에 다시 하자.
- 일단 온몸이 한 번 바뀌는 기간인 3개월 동안은 집중해서 하자.
- 실질적으로는 두통이 사라지고 더불어 1개월 이상 재발하지 않을 때까지를 목표로 하자.
- 최종적으로는 얼굴에 광채가 나면서 주변 사람들에게서 얼굴이

밝아졌다는 소리가 나올 때까지 하자.
• 근처 공원의 지압길을 찾아서 꾸준하게 지속하자.

이런 목표를 제시하자 다행히도 어린이 두통환자들이 열심히 노력하고 엄마와 협조가 잘 이루어져 우직하게 맨발걷기를 실천했습니다. 만약 그때 흐지부지하게 진행되었다면 그 후 다른 환자들에게 맨발걷기를 적극적으로 권하지 못했을 것입니다.

01 맨발걷기의
　　자세와 방법

🦶 자연스런 걷기와 바른 걷기

걷기는 우리가 몸을 움직이면 기본으로 자연스럽게 이루어지는 행위입니다. 그러므로 편안하고 즐겁게 아무런 신경 쓰지 않고 자연스럽게 걷는 것이 바람직합니다. 우리 생활은 활동과 휴식, 소모와 회복의 과정이 반복된다고 할 수 있습니다. 이때 활동의 시작은 서서 걷는 것부터 이루어지며, 달리기와 같은 운동과 육체적 과부하 노동의 영역으로 확장됩니다. 이에 반해 휴식은 앉아서 쉬는 것부터 눕는 것과 자는 것으로 나아갑니다. 따라서 서서 걷는 것은 인간 활동의 시작이자 기초적인 움직임으로 누가 특별히 알려주거나 가르치지 않아도 유전자와 인체 구조에 각인되어 심층의식의 발현으로 자연스럽게 이루어집니다.

우리가 상식적으로 알고 있는 일반적인 걷기를 살펴보면 주의해야 할 것들이 있습니다.

첫 번째는 발꿈치를 중심으로 걷는다면 관절에 충격을 줄 수 있습니다. 걸을 때의 충격은 발을 헛디뎠을 때를 연상하면 어느 정도인지 추측할 수 있습니다. 심한 경우 몸이 부서질 듯한 충격을 받습니다.

그러나 이러한 충격을 몸과 마음이 이미 인지하고 있기에 충격을 느끼지 않도록 근육과 인대의 움직임을 조율하여 관절이 받을 충격을 완화합니다. 단, 이러한 노력은 아무런 보상 없이 이루어지는 것이 아닌 많은 에너지가 소모되는 행위로 노동에 준하는 피로가 가중됩니다. 이런 경우 걷기는 운동보다는 노동에 가까운 행위가 됩니다. 적당한 노동은 건강에 도움이 되기에 걷기를 권장하지만 실제로는 오래 걷는 만큼 힘들고, 근육의 피로, 순환의 왜곡, 에너지의 소모가 일어납니다.

두 번째는 네발 동물을 기반으로 하는 우리 인간이 본래 가진 구조적 문제입니다. 이에 대해서는 여러 의견이 있지만, 저는 인간의 태생과 신생아의 배밀이와 기는 모습을 인간 진화과정이라 여기는 견해를 가지고 있습니다. 즉 인간이 4개의 다리로 걷다가 어느 순간 서서 두 다리로 걷기 시작하면서 네 다리로 분산되는 체중의 부담이 양다리로 집중됩니다. 따라서 무거운 머리를 지탱하는 척추라인을 따라 수직으로 집중되는 부하가 점점 가중되면서 골반과 무릎을 따라 내려와 최

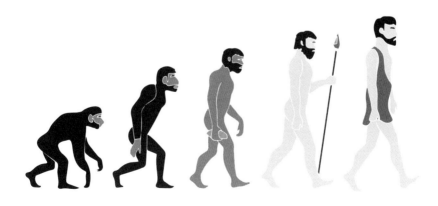

종적으로 발바닥에 누적됩니다. 이렇게 다리에 집중된 하중에 적응했다고 해도 지속적인 부담으로 남으며 한 가지 왜곡이 더 드러납니다. 즉 4개의 다리로 걸으면 절대 발뒤꿈치가 먼저 땅에 닿을 수가 없는 구조를 가지는데 두 다리로 걸으면 뒤꿈치가 먼저 닿으면서 뒤꿈치에 결정적인 하중이 가해진다는 것입니다.

따라서 걷기를 떠나 좀 더 빠른 행동으로 관절의 부담을 덜려 할 때는 자연스럽게 발 앞꿈치가 중심이 되어 행동하게 됩니다. 가벼운 달리기부터 시작해 줄넘기와 뛰기, 착지 등 순간적인 힘을 쓰는 행위는 앞꿈치가 중심이 되는 행동이 자연스레 이루어지는 것입니다.

호랑이처럼 걷기, 호보

우리 몸을 가장 효과적으로 활용하는 분야가 동서양을 막론하고 격투 분야인 무술입니다. 그리고 서양의 대표적인 격투기인 권투는 풋워크를 강조하고, 동양의 무술은 호보를 기본으로 합니다.

호보虎步란 호랑이가 걷는 것처럼 마음은 여유 있고 느긋하고 듬직하게 걷되 언제든 다리에서 공격과 방어의 시작을 순탄하게 이룰 수 있는 걸음입니다. 이는 발이 땅을 디딜 때 발 앞꿈치가 먼저 닿은 다음 발바닥 전체가 닿도록 걸음을 떼면서 땅을 움켜쥐는 듯한 걸음입니다. 이렇게 하기 위해서는 몸의 중심이 앞으로 쏠려야 해서 역설적으로 중심을 앞에 두면 자연스런 호보 자세가 됩니다. 여기에서 몸의 중심에 대한 정의가 필요한데 한의학과 전통 무술은 몸의 중심을 단전에 둡니다.

단전을 기준으로 중심을 앞에 두고 땅을 움켜쥐듯이 걷는 호보 자세로 걸으면 초반에는 오히려 신경이 쓰이고 부자연스러운 걸음걸이가 되고, 실질적으로 다리의 근육이 매우 힘들어 비명을 지르게 됩니다. 체중과 운동 에너지가 발가락부터 시작해 다리 관절 주위의 근육과 인대에 가해지면서 발가락과 발목, 무릎까지 엄청난 부담이 발생합니다. 걷기 운동 초반에는 이런 운동 부하로 나와는 맞지 않다고 생각하기 쉽습니다. 그러나 꾸준히 걷다 보면 발가락부터 점점 강인해져 발목이 튼튼해지면서 몸의 주춧돌인 땅을 디디는 발이 강해집니다. 결국 발바닥과 발의 건강에서부터 출발하여 골반, 척추로 이어지는 몸 전체 건강이 증진됩니다.

호보가 저절로 자연스럽게 이루어지는 공간이 산입니다. 경사가 가파르지 않은 산이라도 올라갈 때 앞꿈치가 먼저 땅에 닿게 되면서 호

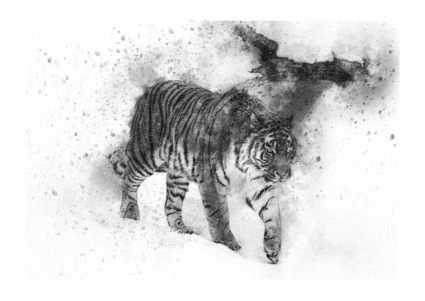

보에 준하는 상태가 됩니다. 따라서 산을 걷게 되면 다리가 더 빨리 피로해지면서 다리에 맥이 풀려 천근만근이 되고 어느 순간 다리가 거의 들리지 않을 정도의 피로한 상태가 됩니다. 역설적으로 등산은 이러한 상태에 빨리 도달하는 것이 필요합니다. 이때 절대로 쉬지 않고 기듯이 걷든. 스틱을 짚고 걷든 계속 걷다 보면 어느 순간 호흡이 편해지고 다리가 깃털처럼 가벼운 시점에 도달하게 되죠. 이러한 현상이 어떠한 유산소운동보다 등산할 때 명확하게 일어나는데, 그 이유 중 하나는 호보 걷기가 이루어지면서 발바닥과 발 주변 근육의 운동 상태 때문이며, 다른 하나는 산의 땅기운이 도와주기 때문이라 할 수 있습니다.

등산할 때 초반의 힘든 고비를 넘기는 것이 중요한데, 보통 아이들의 경우 초반의 힘든 고비만 넘기면 다음부터는 그야말로 날아다닙니다. 체력이 약한 분들도 초반 고비만 넘기면 우리나라 대부분의 산은 등산이 가능합니다. 초중반의 힘든 상태를 넘기면 힘이 없는 분들의 경우 옆에서 보면 다리가 후들후들 떨리는데도 본인은 가볍게 다리를 들 수 있는 상태가 되는 거죠.

이런 상태에 이르면 몸과 마음이 상쾌하고 가벼우며 잡념이 사라지고 마음이 넉넉해집니다. 수승화강이 이루어진 상태로 하기下氣가 된 것이죠. 등산을 온전히 한 후에는 평소 라면과 같은 정크푸드를 먹으면 하품하고 자주 재발하는 두통이 오는 사람마저도 머리가 맑아지며, 하다못해 술기운마저도 머리로 적게 올라옵니다. 이런 상태는 대부분 유산소운동에서 일정 부분은 경험할 수 있으나, 걷기 정도로는 경험할 수 없습니다. 그러나 맨발걷기나 호보로 걸으며 등산했을 때는 유사한 효과를 경험할 수 있습니다.

🦶 다양한 맨발걷기 방법

맨발걷기는 유산소운동으로 경맥의 자극과 땅과의 접촉에 의한 접지의 합에 의해 이루어지는 생활건강법입니다. 따라서 이러한 모든 요소가 복합된 맨발걷기를 일상생활에서 꾸준하게 실천하면 건강한 생활 속에서 상쾌한 하루, 활기찬 하루, 통증 없는 하루를 얻을 수 있습니다. 그러나 현실은 모두에게 이와 같은 생활을 허용하지는 않습니다. 따라서 각자의 상황에 맞게 적절한 선택으로 효과적인 건강생활을 꾸려야 합니다.

첫째, 가장 이상적인 방법은 접지가 이루어지는 자연에서 맨발걷기입니다. 자연에서 맨땅을 걷는 것과 실내에서 맨발걷기 효과를 낼 수 있는 방안을 마련해 진행하는 적극적인 실천법입니다.

둘째, 접지와 유산소운동을 병행하는 것입니다. 접지 매트를 구입해 접지매트 위에서 걷거나 접지 팔찌나 발찌를 착용하고 걷기, 러닝, 사이클과 같은 유산소운동을 하는 거죠.

셋째, 발바닥의 경맥자극과 걷기운동을 병행하는 겁니다. 현재 시중에는 자갈매트, 옥매트, 황토볼 등 발바닥 지압을 위한 다양한 제품들이 나와 있습니다. 발바닥의 경맥을 자극할 수 있는 이런 구조물 위에서 걷기를 해도 건강 증진에 도움이 됩니다.

넷째 접지만이라도 유지하는 겁니다. 접지를 위한 제품 역시 많이 판매되고 있습니다. 하루 생활의 1/3을 차지하는 수면 중에 접지할 수 있는 접지 시트와 베개 시트, 책상에서 업무를 보면서 사용할 수 있는 발바닥 접지 매트, 접지 마우스패드도 있습니다, 또 족욕을 할 때 접지를 응용하는 제품 등도 있어 꾸준한 접지가 가능합니다.

🦶 맨발걷기와 명현반응

맨발걷기를 지속하면 건강의 호전되면서 드러나는 다양한 현상들이 있습니다. 이러한 현상이 나타나면 부작용이 아닐까 염려가 되기도 하죠. 흔히 명현반응瞑眩反應이라고 부르는 현상인데, 맨발걷기에 따르는 명현현상들과 이유를 알아두면 도움이 됩니다.

① 통증이 나타납니다.

발바닥 통증, 관절통, 질병 부위 통증 등이죠. 맨발걷기할 때 거부감이 들고 포기하게 되는 가장 대표적인 반응이 통증입니다. 처음에는 발바닥이 아파서 걷지 못하는 분들이 많습니다. 특히 몸에 구조적인 이상이 있는 경우 발바닥에 연관된 경결硬結점이 있어 통증이 더 심합니다. 아울러 체중이 많이 나가는 분들과 몸이 너무 말라 발바닥이 얇은 분들도 통증을 많이 호소합니다. 이런 통증이 날 때 몸이 긴장되고 겁이 날 정도로 통증이 심한 경우 모래밭과 부드러운 황톳길, 소금밭에서 먼저 시작하는 것이 도움 됩니다.

발바닥에 통증이 별로 심하지 않은 분들도 지속해서 맨발걷기를 하면 발바닥의 통증이 점점 누적되어 마루를 걷거나 신발을 신고 걸어도 아픔을 느끼는 경우가 발생합니다. 이런 발바닥의 부담에 몸이 적응하기 위해 발바닥의 굳은살이 두꺼워지기 시작합니다. 심한 경우 시골 농부 발바닥과 같이 굳은살이 커지다가 1~5mm 정도까지 두꺼워집니다. 그러다 어느 순간 떨어져 나가죠. 굳은살이 탈락한 이후에는 통증도 거의 사라지며 부드럽고 탄력 있는 발바닥으로 변합니다.

통증을 유발하는 기저질환이 있는 경우나 관절에 이상이 있는 분들도 걷다 보면 통증과 위화감이 생깁니다. 이런 현상은 이상 부위를 개선하는 과정에서 드러나는 것이며, 가벼운 경우 걷는 도중 사라지고 심할 때는 점점 더 심해지고 부위가 넓어지다 사라집니다. 따라서 맨발걷기를 할 때 통증이 드러나면 변화變化가 발생한 것이며, 이런 변화는 대부분은 긍정적인 방향이므로 우직하게 지속하는 것이 바람직합니다.

② 열과 땀이 납니다.

모든 운동은 발열과 땀이 동반됩니다. 맨발걷기 역시 운동 전보다 혈액순환이 활발해지고 세포의 활동성이 높아집니다. 평소 체력이 강인하고 항상 활발한 순환과 왕성한 활동성을 가지고 있는 건강한 사람의 경우 걷기 정도로는 몸 활동성에 변화가 크게 일어나지 않아 열이나 땀이 나지 않습니다. 따라서 모든 사람에게 열이 나고 땀이 나는 것은 아니지만, 평균적인 건강 상태인 분들에겐 발열과 땀이 나는 것이 정상입니다.

맨발걷기할 때 열감과 발한이 일어날 때 가장 효과적인 상태의 기순환이 일어나는 순간입니다. 이런 때에는 중간에 절대로 쉬지 말고 열감이 사라지고 땀이 식을 때까지 걷는 것이 좋습니다. 이때가 우리 몸이 일상생활에서 본래 가질 수 있는 가장 활달하면서 안정적인 상태라 할 수 있으며, 건강을 위한 맨발걷기는 이 지점까지 도달하는 것을 목표로 삼으면 됩니다.

한편으로 자신의 체력이 평균에 못 미친다고 여기는 분들 경우 몸에 열감이 나지 않거나 땀이 나지 않는다면 너무 느리게 걷는 것은 아닌지 살펴보고 좀 더 활발하게 걸어보기를 권합니다. 나름 활발하게 걷거나 더 이상 빨리 걷기 힘든 경우 두꺼운 옷을 입거나 땀복을 입어 체열을 보존하면서 걷는 것이 좋습니다.

③ 손바닥이나 다리가 붓습니다.

맨발걷기를 하면 점점 기의 순환도 활발해지고 혈액순환도 빨라집니다. 기 순환의 초기에는 다리에서 등을 거쳐 머리까지 활발해지며, 혈액순환의 관점으로 보면 동맥혈은 활발해지나 정맥혈의 흐름은 아직 느린 상태입니다.

이처럼 절반만 활발한 모습을 보여주는 것이 교차점인 얼굴과 손바닥 그리고 다리입니다. 예컨대 손바닥을 기준으로 설명하면, 손바닥까지는 동맥의 혈액이 활발하게 도달하였는데 아직 손바닥의 혈액이 심장으로 돌아가는 정맥의 흐름이 느려 손바닥에 혈액량이 많이 몰린 상태가 됩니다. 이때 손바닥이 붓고 열이 나며 뻑뻑해집니다. 그래도 쉬지 않고 꾸준히 걸으면 어느 순간 얼굴의 부기가 풀리면서 땀이 나고, 손바닥의 부기가 풀리면서 땀이 보이고, 발의 부기가 풀리면서 다리가 가벼워집니다. 맨발걷기는 이 순간까지 쉬지 않는 것이 중요합니다.

이와 같은 우리 몸의 말단인 손바닥과 발바닥, 머리와 얼굴서 있는 모습으로 보면 위로 말단은 머리와 정수리, 한방생리적으로 보면 위로 말단은 얼굴은 순환이 원활하면 땅과 공간과 하늘과 소통하면서 땀이나 보이지 않는 배출을 하며 정상의 상태가 되지만, 원활히 순환하지 않으면 말단으로 가는 것과 말단에서 들어오는 것의 차이에 의해 이상 상태가 발생합니다. 이것이 열감 혹은 부종 상태로 드러납니다.

여러 명현반응 중에 손바닥 부종은 대부분 사람이 공통으로 느끼는 현상입니다. 그래서 맨발걷기 과정을 손바닥의 부종과 열감을 완성되는 지표로 삼을 수 있습니다. 손바닥이 붓고 열감이 있을 때가 기별이 간 정도1/3지점~절반, 열감과 부기가 사라진 상태가 하나의 매듭을 이룬 상태인 것입니다. 우선은 이러한 매듭을 짓는 것을 1차 목표로 삼고 여력이 있으면 더 하는 것도 좋습니다.

④ 어지러움과 나른함을 느낍니다.

맨발걷기는 몸에 다채로운 변화를 초래합니다. 현재 몸 상태가 활동성이 미진한 상태이건 불균형 상태이건, 어느 순간 활동성이 높은 균형 상태를 향해 변화해 가는 것입니다. 이때 몸의 상태가 재편되면서 순간적으로 부족함, 편중감, 미흡함 등이 드러나며, 나른하고 졸리며 피곤한 일체감 등이 나타납니다. 이는 보통 '몸이 풀린다'라고 표현하는 상태로, 몸이 바로 잡혀가는 과정이라 할 수 있으며 힘이 없어도 힘들지 않은 상태로 진행됩니다.

야외 맨발걷기 중 이러한 상태가 발생하면 걷기를 매듭지은 후 적절한 휴식을 취하면 됩니다. 그러나 집안에서 이런 경우에는 휴식은 취하되 절대 눕지 않도록 합니다. 특히 아침에 일어나서 밤 9시까지는 졸음이 심하더라도 눕지 말고 앉은 채 잠깐 눈을 붙이는 것이 좋습니다.

낮에 누워서 잠을 자면 무조건 손해를 보게 됩니다. 낮에 누워서 잠을 자면 90분 이상을 푹 자지 않으면 몸이 새삼 무겁고 찌뿌듯해져 개운함이 부족합니다. 한편 90분 이상 자면 몸이 가볍고 상쾌하나 밤 수면이 얕아져 수면의 불안정이 발생하게 됩니다. 따라서 낮에 잠을 자면 옅은 잠이든 깊은 잠이든 무조건 손해를 봅니다. 따라서 낮에는 잠깐 조는 정도가 여러모로 바람직합니다.

⑤ 배출반응이 나타납니다.

우리의 몸과 마음의 생리기능이 최고일 때를 100이라고 할 때, 최대치를 70~80% 정도만 발현되어도 건강한 상태라 할 수 있습니다. 흔히 컨디션이 안 좋거나 피로 상태, 질병 상태일 때는 생리기능이 70% 미만이라 할 수 있습니다. 맨발걷기를 충실하게 실천하면 생리기능이 100%에 근접한 상태까지 도달할 수 있습니다.

대체로 70% 미만일 때 몸의 기운순환, 혈액순환, 세포의 활동성 등이 느려지면서 몸에 노폐물의 정체, 운동성의 저하, 독소의 정체들이 발생합니다. 맨발걷기를 통해 전체적인 생리기능이 개선되면 노폐물과 독소가 배출되고 운동성이 살아납니다.

이때 가장 일반적인 현상이 장의 운동성이 활발해지면서 방귀가 많아지는 것입니다. 맨발걷기를 하는 대부분 사람이 30분 이상 걷다 보면 대부분 장의 운동성이 활발해지는 것을 느끼고 어느 순간 시원한 방귀를 꾸게 됩니다. 이때 활발한 정도가 심한 경우 변의便意까지 발생하므로 이에 대한 대비가 필요합니다. 이외에도 개개인의 노폐물과 독소의 정체에 따라 뾰루지가 나는 경우도 있으며, 평소 알레르기 소견이 있는 경우 피부 발진 같은 관련 소양도 나타납니다.

👣 안전을 위한 대비

맨발로 걸을 때 가장 기본적인 애로사항은 더러움과 위험입니다. 환자분들에게 맨발로 맨땅을 걸으라고 하면 대부분 부정적인 반응을 보입니다. 더러워서 어떻게 걷느냐는 것이 가장 흔한 답입니다. 특히 요즈음에는 개나 고양이 배설물이 많아 걷기 싫다는 분들이 부쩍 늘었죠. 안타까운 일입니다.

본디 우리 인간은 맨발로 살도록 태어났기에 땅의 어떠한 상태도 이겨낼 수 있을 만큼 발바닥이 튼튼합니다. 실제로 우리 몸의 세포 중 발바닥 세포가 가장 튼튼하고 질기다고 할 수 있습니다. 그러나 현대인들은 신발과 양발 등의 보호장비와 포장한 길에 적응하여 연약해졌기에 맨발걷기 초기에는 안전을 위한 대비가 필요합니다.

① 감염에 대한 우려

발바닥이 디디는 땅은 세균, 바이러스, 중금속, 유기물과 같은 다양한 것들이 널려 있습니다. 연약해진 상태이거나 상처가 있는 경우 위험할 수도 있습니다. 따라서 이상이 발생하면 즉시 진료를 받도록 해야 하며 특히 파상풍을 대비하는 것이 바람직합니다. 맨발걷기를 시작하는 분들이 파상풍 주사를 맞아야 할지는 두 가지 상황을 고려해서 결정하면 됩니다. 하나는 파상풍 주사를 맞았을 때 심리적 안정감입니다. 보험을 든 것처럼 안심이 되는 거죠. 다른 하나는 파상풍 주사는 노출된 발바닥에 상처가 난 후에 맞아도 효과는 같습니다. 따라서 안 맞으면 큰일이라 걱정하지 말고 상처가 나고 파상풍이 의심되는 상황이 발생하면 즉시 파상풍 주사를 맞도록 합니다.

② 발바닥의 상처

일반적으로 맨발걷기할 때 가장 상처가 나기 쉬운 곳은 바닥이 불규칙한 등산로입니다. 발바닥은 칼바위나 파쇄된 돌조각 등의 어지간한 부담은 이겨내고 견딜 수 있지만, 미끄러질 때는 쉽게 상처가 납니다.

따라서 하산할 때는 반드시 등산화나 신발을 신어야 합니다. 또한 눈으로 확인하기 애매한 정비되지 않은 길이나 풀밭은 피하는 것이 바람직하고, 더불어 밤에 걷거나 얼어있는 곳은 피하는 것이 좋습니다.

③ 관절에 대한 부담

맨발걷기를 오랜 시간 고강도로 실시하면 발과 무릎 관절에 과부하가 걸릴 수 있습니다. 이에 따라 통증이나 염증이 발생하거나 기존의 관절 질환을 악화시킬 수 있습니다. 따라서 맨발걷기할 때에는 적절한 시간과 강도를 유지하는 것이 중요합니다.

하지만 관절의 부담과 근육의 부담은 구분할 필요가 있습니다. 이를 이해하기 쉽게 설명하면 산길을 오를 때 다리의 통증은 근육의 부담이라 할 수 있고, 하산길의 다리의 통증은 관절의 부담이라 할 수 있습니다. 특히 터벅터벅 걷는 모습은 관절의 부담을 초래할 수 있습니다.

④ 맨발로 걸을 때 알레르기 반응

맨발걷기는 발을 노출하면서 자연과 접하는 것입니다. 이때 벌레에 물릴 수도 있으며 풀과 접촉이 있을 수도 있습니다. 사람에 따라 벌레가 물린 곳이 붓고 가려울 수 있으며 풀과 접촉한 곳에 두드러기 같은 게 날 수 있습니다. 따라서 이러한 가능성을 염두에 두고 걷는 것이 필요합니다. 단, 이런 증상이 3일 이내에 사라지지 않으면 진료를 받아 증상을 치료한 후, 다음 걷기할 때에는 이에 대해 대비해야 합니다.

⑤ 추위와 동상에 대한 염려

추운 날씨에 무모하게 맨발걷기하면 감기나 저체온증을 경험할 수도 있고, 발가락과 발바닥이 동상에 걸릴 위험이 있습니다. 한편으로 뜨거운 여름에 돌을 밟으면 발가락과 발바닥에 화상을 입을 수 있으므로 주의해야 합니다.

⑥ 발바닥의 통증에 대한 문제

맨발로 걷다 보면 발바닥과 땅 사이의 완충 작용을 하는 것이 없으며, 때로는 체중이 발바닥의 일정 부위에 집중되어 통증이 생길 수 있습니다. 이때 통증 정도에 따라 긍정적인 작용과 부정적 작용이 드러납니다. 따라서 맨발로 걸을 때 통증이 시원함이 없이 고통스럽고 긴장을 초래하면 그곳은 피는 것이 좋습니다.

맨발걷기는 강한 압박과 통증이 필요로 하는 활동이 아니기 때문에 부드러운 흙이나 모래밭에서 서서히 진행해도 됩니다. 특히 평발과 족저근막염, 티눈 등이 있는 분들은 전문가의 지도를 받는 것이 좋습니다.

🦶 더위에 대한 대비

맨발걷기가 가장 이상적으로 이루어질 수 있는 상황은 봄과 가을에 등산하는 것과 여름에 해안가를 걷는 것입니다. 특히 여름에 해안가를 걷는 것은 발바닥이 바닷물과 모래와 접촉하면서 가장 이상적인 어싱이 이루어지는 맨발걷기가 됩니다.

하지만 여름 더위는 가만히 있어도 땀이 나고 피로해질 수 있으며, 체력이 약한 사람은 일사병에 걸릴 수도 있습니다. 무더운 날 맨발걷기를 하면 체온이 더 올라가면서 자연적으로 몸에 열이 발생하고 땀이 비 오듯 흐릅니다. 이때 쉬지 않고 지속적으로 걸으면 어느 분기점에 더 이상 땀이 나지 않고 몸이 가벼운 상태를 경험할 수 있습니다. 하지만 탈수나 일사병에 대해 대비해야 합니다.

첫 번째는 충분한 물을 준비해야 합니다. 특히 여름에 맨발걷기할 때에는 반드시 물을 준비해 갈증이 나는 순간에 바로바로 입에 적시는 정도로 물을 섭취하도록 합니다.

두 번째는 탈수에 대한 대비가 필요합니다. 탈수 현상은 수분의 배출이 과도할 때 전해질 불균형으로 발생하기에 물을 섭취하는 것과 더불어 전해질을 보충해야 합니다. 이온 음료를 조금 먹어도 되고 소금을 섭취하는 것도 도움이 됩니다. 소금은 짜다는 느낌이 날 정도로 먹으면 오히려 몸에 과도한 염분 섭취와 전해질 불균형이 발생할 수 있습니다. 그러므로 간이 맞는 소금물이나 소금사탕을 권합니다.

세 번째는 일사병에 대한 우려입니다. 흔히 더위를 먹었다고 표현하는 일사병은 몸에 여러 부담을 주므로 일사병의 조짐을 인지하는 것이 중요합니다. 일사병의 조짐의 첫 번째는 땀조절이 되지 않아 땀이 비가 오듯 흐르는 현상과 가슴이 뭉클하거나 어지러운 증상입니다. 이 증상이 나타나면 바로 시원한 곳으로 대피한 후 전해질을 보충하는 것이 바람직합니다.

네 번째는 발바닥에 대한 배려입니다. 여름에 햇볕을 오래 쬐면 땅이 데워집니다. 보통의 흙은 주변의 온도와 엇비슷하지만, 돌이나 시멘트 철골 구조는 주변의 온도보다 현격히 높아 화상의 우려가 있습니다. 따라서 햇빛이 강한 여름에는 돌이나 암반, 모래 등은 조심해야 합니다. 온도가 높고 햇빛이 강한 날은 흙 위를 걷거나 잔디를 걷도록 하고, 그래도 발바닥이 뜨겁다면 어싱용 신발이나 양말을 신고 걷는 것이 차라리 낫습니다.

추위에 대한 대비

저는 겨울 맨발걷기는 권하지 않습니다. 추운 겨울에는 따뜻한 실내에서 어싱이 되는 돌지압판이나 소금밭에서 걷는 것이 심리적으로나 육체적으로 부담이 적고 충분한 효과를 얻을 수 있다고 봅니다. 그러나 실내 맨발걷기는 강력한 의지가 요구됩니다. 실내에서 걸을 때는 시간이 느리게 가면서 지루함이라고 하는 커다란 벽을 만나기 때문입니다. 야외에서 걷는 것은 지루함이 적으나 실내에서 걷는 것은 지루함이 만만치 않습니다.

겨울이라도 영상의 날씨에 햇빛이 있는 날 오후에는 맨발걷기가 가능합니다. 단, 이때라도 맨발로 딛는 곳이 물기가 없어야 합니다. 겨울에 물기가 있는 곳을 밟으면 발바닥 자체가 차갑기도 하지만 그 물기에 의해서 발바닥의 체온이 꾸준하게 손실되어 오히려 역효과가 나타납니다. 따라서 겨울에 맨발로 걷는 것은 영상의 날씨에 해가 뜬 날, 물기가 없는 마른 땅에서 걷는 것이 좋습니다.

겨울 맨발걷기의 다른 한 가지 방법은 어싱 양말과 어싱 신발을 신는 것입니다. 가급적이면 맨발로 걷는 것이 좋으나 날이 춥고 손발이 차갑거나 추위에 예민한 분들은 어싱 신발이나 양말을 신고 걷는 것이 좋습니다. 이때 경락의 자극은 다소 손해를 보지만 어싱과 걷기라는 운동은 충실하게 이루어집니다.

🦶 아침과 밤 맨발걷기와 수면

맨발걷기를 비롯한 모든 운동은 열심히 우직하게 하는 게 가장 중요합니다. 따라서 아침에 하건 밤에 하건 일정한 시간을 정해놓고 꾸준하게 하면 됩니다. 굳이 차이를 찾는다면, 체력증진을 위해서는 오전에 하는 것이 효과적입니다. 오전은 모든 세포가 활달하게 움직이며 몸의 혈액순환과 기순환도 활발해지는 시점으로, 운동의 목적인 건강과 체력을 증진하는 데 효과적입니다. 상대적으로 오후에는 몸이 정리하는 과정으로 정맥혈의 흐름이 활발해지면서 안정을 추구합니다. 따라서 오후의 운동은 몸이 안정을 추구하는 것을 방해하는 형태가 되어 수면 전까지 충분한 안정된 상태를 만들지 못하는 경우가 발생합니다. 다만 이러한 차이가 극히 미미하기 때문에 일반인들에게는 거의 영향을 끼치지 않습니다.

다만 수면에는 영향을 줄 수 있습니다. 불면증과 잠자는 데 시간이 오래 걸리는 경우, 수면 유지가 어려운 분들에겐 오후에 맨발걷기를 어설프게 하면 오히려 수면을 방해할 수 있습니다. 그러므로 충실한 맨발걷기가 요구되는데 한 번 하면 30분 이상 해서 손바닥이 붓고 열이 나다가 안정될 때까지, 등과 머리에 열이 나고 땀이 나다 식을 때까지, 장운동이 활발해서 아랫배에서 꾸룩꾸룩 소리가 나거나 방귀가 많아질 때까지 진행해야 합니다. 이러한 상태에 이르면 맨발걷기가 수면의 통로를 열었다고 할 수 있습니다.

정리하면, 수면과 연관해 오전 맨발걷기는 수면에 도움이 되지만, 오후 맨발걷기는 충실하게 하면 도움이 되지만 어설프게 하면 오히려 수면을 방해할 수 있습니다.

🦶 어린이 맨발걷기

이론적으로 맨발걷기가 가장 필요하고 가장 효과가 높은 계층은 성장 과정에 있는 어린이들입니다. 맨발걷기를 하는 목표는 다양한 작용이 합해져서 최종적으로 인체라는 구조의 완성에 있기 때문입니다. 성장 자체도 활발해지고, 균형과 조화를 이루는 완성된 성장을 도모하는 것입니다.

성장이란 보편적으로 잘 먹고, 잘 자고, 잘 뛰어노는 것의 결과물이라 할 수 있습니다. 산으로 들로 나가 뛰어놀아야 하지만 현실은 그렇지 못합니다. 그러니 지금의 상황에서는 잘 뛰어노는 것은 운동이라 말할 수 있습니다. 단, 즐기면서 해야 놀이가 되겠죠

얼마 전 텔레비전에서 기적과 같은 장면을 보여준 적이 있었습니다. 그야말로 맨발의 기적이라 할 만한데요, 맨발걷기와 맨발달리기를 일상으로 하는 일본의 어느 유치원 아이들이 마라톤을 완주 42.195km한 것입니다. 그 장면을 보면서 너무 놀라 아무 말도 할 수 없었습니다. 그저 '기적이란 게 이런 거구나' 하는 생각만 들었습니다. 맨발걷기의 효과와 가능성을 그대로 보여주는 장면이라 말이 필요 없었죠. 쑥쑥 크면서 건강하고 완성된 성장을 도모하려면 맨발로 걷는 것과 더불어 자연에 순응하고 적응하는 성장기를 보내는 것은 아무리 강조해도 지나치지 않습니다.

특히 성장 중에 다음과 같은 부족함과 불안정이 나타날 때는 맨발걷기를 추천합니다. 이런 경우에는 맨발걷기를 생활의 1순위로 잡고 실천하기를 권합니다.

- 실제로 성장이 지체되는 경우
- 얼굴에서 앳된 느낌을 주는 경우 (나이보다 어려 보인다는 뜻으로 덜 자랐다는 의미)
- 성장통을 호소하는 경우
- 수면의 질이 떨어지는 경우
- 식욕이 미진하거나 먹는 양이 현격하게 적은 경우
- 성장과정 중 잔병치레가 많은 경우

👣 노인 맨발걷기

맨발걷기의 실질적인 작용은 성장과정 중에는 몸의 구조를 완성하는 것이며, 연세가 드신 분들에게는 완성된 구조를 온전하게 유지하는 것이라고 말할 수 있습니다.

나이가 들면 노안老眼이 오고 오관의 감각이 점점 떨어지며, 한편으로 기력이 떨어져 귀찮음이 발생하고 수면의 질이 떨어집니다. 이런 신호가 하나둘씩 나타나면 대책을 세워야 하는데, 방법은 많지만 딱 맞는 것은 없습니다. 대개 운동과 전반적인 생활패턴의 변화를 꾀해야 하는데, 어느 순간 기력이 떨어지고 호흡이 짧아지며 관절이 말을 안 들어 운동이 어렵게 됩니다.

맨발걷기가 여러모로 바람직한 대비책이 되지만 어떤 분들에겐 맨발로 걷기마저 불가능할 수도 있습니다. 그래도 건강관리를 위해 맨발걷기라도 해야 하기에 가능한 범위에서 최선의 방책을 찾아보아야 합니다.

- 서 있는 것마저 힘든 경우 :

  어싱 족욕, 지압판에 발장구 치기, 어싱매트에 접촉하기 정도로
  시작합니다.
- 서 있는 것은 가능하지만 걷기가 어려운 경우 :

  식탁이나 보행기를 짚고 제자리 맨발걷기를 합니다.

  주변에 도와줄 사람이 있으면 부축을 받아 걷기를 시작합니다.

  수영장에서 아쿠아워킹을 시작합니다.
- 걸을 수 있는 경우 :

  힘겹고 통증이 있어도 조금씩 걸으면서 점점 늘려갑니다.

앞에서도 이야기했듯, 한의학에서 단전이란 생체배터리입니다. 태어날 때 정해져 있으며 이를 사용하다 완전히 소진하면 생을 마감하는 거죠. 따라서 생체배터리를 관리하면서 개선해야 하는데, 관리에 있어 가장 중요한 포인트는 충전과 방전의 균형을 맞추는 것입니다. 즉 적절한 활동과 노동, 운동에 의한 방전을 조율하고, 수면 중 특히 숙면 과정에서 확실한 충전을 하는 것입니다.

다른 한편으로는 배터리의 충전과 방전의 통로를 원활하게 유지하면서 배터리의 성능을 개선해야 합니다. 단전호흡과 무술을 통한 단전의 단련이 방법이 됩니다. 그런데 단전을 키우고 개선하는 과정이 맨발걷기만으로도 자연스럽게 진행됩니다. 맨발걷기를 하면 발바닥 경락 자극으로 단전까지 이어진 기운의 통로가 넓어지면서 땅의 기운이 단전으로 스며들어 생체배터리를 보충하는 것입니다. 이러한 보충으로 실질적인 기운의 증진이 이루어지고 몸의 세포에 진액이 스며들어 윤택함을 얻고 자유전하를 얻어 활력을 찾게 됩니다.

02 맨발걷기의 목표

🦶 처음 마음과 의지

모든 일이 그렇듯 맨발걷기에서도 초심初心을 바로 세우고 이를 지키는 것이 성패를 좌우합니다. 확실하고 단단한 작심作心이 필요하다는 거죠.

맨발걷기는 질병을 치료하기 위해 간절한 마음으로 시작하는 경우도 있고, 건강을 위해 방법을 찾다가 알게 되어 자발적으로 시작하는 경우도 있습니다. 저의 경우 개인적으로 건강관리를 목적으로 맨발걷기를 시작했습니다. 그리고 그와 동시에 맨발걷기의 작용과 효과를 탐구하기 위해 맨발걷기를 다양한 형태로 진행했습니다. 그러다가 한의사로서 환자들에게 질병치료를 위한 보조수단이나 일상의 건강을 위한 생활관리 측면에서 맨발걷기를 추천하게 되었죠. 환자분들의 입장에서 한약만 먹고 건강을 회복되기를 기대하고 방문하셨을 텐데, 귀찮은 숙제를 던져준 셈입니다. 유치원생부터 성인까지 숙제가 반가운 경우는 없지요.

한의원의 치료를 받으면서 맨발걷기 숙제하려 하니 시간도 부족하고 지겨워서 하기가 어렵다는 분들이 있습니다. 그래도 맨발걷기를 병행하면 치료가 쉽고 빠르다니 하긴 해야겠는데, 맨발로 걸을 마땅한 장소가 없어 결국 집에서 지압매트를 사거나, 제가 추천하는 소금밭을 만들어 걷는데 30분이 너무 길게 느껴진다고 합니다. 실제로 실내에서 30분은 야외에서 3시간에 준하는 지루함이 있습니다.

맨발걷기라는 숙제하기 위해서는 지겨움이란 방해인자를 제거해야 합니다. 제가 생각하는 정공법은 딱 한 번 지루함의 고비를 넘기는 것입니다. 독한 마음을 먹고 90분을 집중해서 하는 거죠. 90분 벽을 한 번 뛰어넘는 과정에서 몸의 변화를 체득하면 다음부터는 30분이 빠르게 흘러갑니다.

또 맨발걷기 초기에는 음악감상이나 영상시청 등으로 의식을 다른 곳에 두어 지루함을 이겨내는 것이 무난합니다. 하지만 어느 정도 이력이 붙어 30분 이상을 집중한 경험을 가졌다면, 자신을 관찰하면서 걷기를 하는 것이 바람직합니다.

🦶 스스로를 관조하기

맨발걷기를 하면서 몸과 마음의 변화를 살펴보는 것이 중요합니다. 맨발걷기할 때 몸과 마음에 어떤 변화가 일어났는지, 어떤 증상이 발생하는지, 만약 열이 난다면 어디에서 어디까지 나는지, 명반현상으로 나타나는 것은 없는지, 건강 상태가 더 좋아지는지 더 심해지는지 등을 살피는 거죠. 더불어 잡념과 마음의 변동 등을 무심히 지켜보는 것이 중요합니다.

무심히 자신을 스스로 보면, 다시 말해 스스로를 관조하면 오만가지 잡념이 마구 치솟는 것이 보입니다. 이때 잡념을 떨쳐내려고 노력하지 말고 그마저도 그대로 지켜보는 것이 스스로를 지켜보는 관조의 요체입니다. 단, 잡념을 지켜만 봐야지, 꼬리에 꼬리를 물고 이어지는 잡념에 매몰되면 안 됩니다. 이는 잡념에 끌려가는 것이지 지켜보는 것이 아닙니다.

관조는 관조하는 주체가 확고해야 합니다. 주체에 대해 정의하려면 한도 끝도 없는데, 시작은 가볍게 뒤통수에 의식을 두고 잡념을 지켜보는 방법과, 의식을 단전에 두고 잡념을 지켜보는 방법을 취합니다. 저의 경우에는 의식을 단전에 두면서 잡념을 지켜보는 것을 권합니다. 단전의 의식을 두고 잡념이나 생각, 마음을 관하면서 기의 흐름을 지켜보는 방법으로, 의식의 70%는 단전에 두고 30%는 온몸에 두는 것입니다. 여기에 호흡과 걷는 동작, 의식을 일체화하는 것이 핵심입니다.

맨발걷기를 하면서 호흡과 동작을 일치시키는 것이 생각보다 어렵습니다. 보통의 걸음으로는 쉽게 일치되지 않습니다. 쉽게 일치시키려면 느리게 거북이걸음을 걸으면 됩니다. 동작은 일정하게 하고 단전에 의식을 두면서 호흡을 관조하는 것이 무난한 방법입니다.

이것 역시 초반에는 번거롭고 힘들지만 꾸준하게 노력하다 보면 어느 순간 저절로 이루어집니다. 단전을 중심으로 호흡과 마음, 걷는 몸이 일체화되면서 호흡을 통해 들어오는 기의 출납과 걷기로 인한 기의 순환이 합일되는 것입니다. 이러한 일체화가 어느 순간에 저절로 되며 마음이 안정되고 고요와 평화가 이루어집니다. 이땐 딴생각하려 해도 잡념이 이어지지 않죠. 안정을 흐트러뜨리지 않으며 잡념이 저절로 사라지는 상태가 되는 겁니다.

이런 상태가 맨발걷기의 중간목표입니다. 억지로 노력하지 말고 그저 꾸준히 하다 보면 어느 순간 저절로 됩니다.

최소 30분 이상 걷기

모든 운동에는 적정선과 최소치가 있습니다. 맨발걷기에도 기준이 필요한데요, 기준을 설정하는 것은 결국 맨발걷기를 통해 실질적인 몸의 변화를 이끌어내기 위함입니다. 맨발걷기를 어느 정도를 하는 것이 적당한지는 개인차가 있어 스스로 파악해야 합니다. 다만, 일반적으로는 다음과 같이 말할 수 있습니다.

걷기로 충실한 효과를 보기 위해서는 기혈순환氣血循環, 기순환과 혈액순환의 복합작용의 매듭을 이루기 위한 최소시간이 필요합니다. 기순환 측면에서 단전에서 출발하여 발바닥까지 도달하고 다시 발가락부터 시작한 기운이 발등을 따라 등으로 올라가서 머리를 통해서 배로 내려와 아랫배 단전에 도달하기까지 시간입니다. 혈액순환으로 설명하면, 걷기 시작하면서 심장으로부터 활발하게 진행되는 혈액 흐름이 처음에는 동맥의 순환이 먼저 활발하여 손바닥과 발바닥이 부었다가 어느 시점에 정맥의 순환마저 활발하여 말단의 부기가 모두 사라지는 시점까지 필요한 시간이 적정한 시간입니다.

이러한 순환 사이클을 완성하는 시간은 개인에 따라 운동 강도에 따라 달라지지만, 최소 30분이 걸립니다. 건강하고 젊을수록, 기혈의 통로가 막히지 않고 원활할수록 짧은 시간에 순환 고리를 완성합니다. 반대로 몸이 약하거나 기혈의 순환통로가 좁거나 운동 강도가 낮으면 순환 고리를 완성하는 데 오랜 시간이 필요합니다. 특히 엄중한 질환을 앓고 있는 경우 순환의 고리를 만드는 데 시간이 오래 걸리고 오랫동안 맨발걷기를 하여도 완성된 고리를 못 만드는 경우가 발생합니다. 이때 실망하거나 좌절하지 않고 묵묵하게 실행하다 보면 어느 순간 명확하게 완성된 고리를 만들게 되고 질병은 소리소문 없이 사라집니다.

각자 자기에게 필요한 적절한 시간을 찾아야 하는데 자기 몸을 관찰하면 대부분 알 수가 있습니다. 제가 환자들에게 권하는 방법은 딱 한 번만 90분 정도를 맨발걷기를 하는 것입니다. 90분 정도 맨발걷기를 하면서 몸을 관찰하면 몸의 변화를 알 수가 있습니다. 그러면 최소 몇 분은 해야 매듭이 완성되며, 가장 효과적인 지점은 몇 분을 걸어야 충분한지를 저절로 인지할 수 있습니다. 참고로 저의 경우 40분 정도가 순환 고리를 완성하는 데 필요한 최소시간이며, 70분 걸었을 때 심신의 상쾌함을 얻습니다.

맨발걷기의 시간 기준은 단전에서 출발해서 단전으로 돌아오는 일정한 기순환의 고리가 완성되는 지점까지 도달하는 것을 기준으로 삼는데, 다음과 같이 겉으로 드러나는 모습이 있어 적당한 정도를 알 수 있습니다.

① 손바닥의 변화로 확인합니다.

손바닥으로 확인하는 기본 틀은 우리 몸에서 사지 말단의 흐름이 서로 동조된다는 개념입니다. 우리가 사지 말단이라고 하는 손끝과 발끝이 엇비슷한 정도의 흐름을 가진다는 거죠. 우리 인간의 경우에는 이러한 사지 말단이 이론적으로는 같은 흐름을 이루되, 손은 위,

다리는 아래의 차이에 의해 실제로는 다른 흐름을 가집니다. 그러나 순환이 완성되면 손발을 비롯한 온몸이 일정한 정도의 같은 흐름으로 순환되기에 발에서 가장 먼 곳인 손에서 확인하면 됩니다. 즉 손바닥이 붓고 열이 났다가, 어느 순간 붓고 열난 것이 사라지면 흐름이 완성된 것입니다.

② 땀을 관찰하는 것입니다.

맨발로 걷다 보면 기혈순환이 활발해지고 세포의 활력이 살아나면서 몸의 정체停滯가 풀리고 체열이 높아집니다. 이러한 진행에서 남는 체열과 불필요한 정체의 산물을 배출되면서 땀이 납니다. 따라서 맨발걷기를 충실하게 하면 몸에 열이 발생하고 땀이 방출됩니다. 이런 변화가 일어나는 중에 꾸준하게 걷다 보면 맨발걷기 특성상 몸의 흐름이 가장 안정된 상태, 조화를 이룬 상태에 도달합니다. 안정된 상태에 도달하면 더 이상 체열 발산도 없으며 땀도 나지 않고, 기존의 땀은 식으며 체온마저 안정되는데 이때가 기혈순환의 고리가 완성된 시점입니다.

③ 자신의 포인트를 찾아서 완성합니다.

맨발걷기를 열심히 하면 온몸을 한번 더듬고 지나간다는 것이 느껴집니다. 단전에 기운이 도달해 심기체心氣體의 일체감을 경험하기도 합니다. 단전에 도달할 즈음 장운동이 활발하여 그 결과로 방귀를 많이 뀌는 사람도 있습니다. 특히 특정 부위 통증이나 질병이 있다면 맨땅을 걷는 중에 오히려 더 불편함을 느끼는 시점이 있으나, 이를 극복하고 불편함이 사라지거나 완화될 때까지 걸으면 됩니다.

④ 맨발걷기의 최대 시간은 없습니다.

우리가 운동으로 접근해서 적당한 정도로 실행하는 맨발걷기는 원시인의 관점으로 보면 평범한 일상생활이었습니다. 따라서 오래 걷는 것이 문제가 되지 않습니다. 단, 8시간 일하고 8시간 쉬고 8시간 잠을 자는 우리의 일반적인 생활 사이클인에 따르면 적당하지 않을까 합니다. 질병을 치료하거나 건강을 회복하기 위해 맨발걷기에 전심전력을 쏟는 분들도 8시간 정도를 최대치로 하고 스스로에게 적당한 시간을 찾아서 꾸준함으로 승부하도록 합시다.

최소한 3일 이내에는 다시 걷기

우리에게 걷는 것은 그저 자연스러운 일상의 일부입니다. 그런데 맨땅을 걷는 것을 권하고 건강을 위해 일부러 시간을 마련해 맨발걷기를 한다는 것은, 날마다 걷는 것이 현실적으로 어렵고 불가능한 현대인들의 삶을 보여주는 역설이기도 합니다.

일단은 시간이 없습니다. 바쁜 일과에서 시간을 내기 어렵고, 시간을 어렵게 할애해도 예기치 못한 이벤트가 생겨 꾸준하게 걷기를 못하게 합니다. 하다못해 하늘마저 도와주지 않아 비가 와서 힘들고, 추워서 힘들고, 폭염으로 맨발걷기를 어렵게 합니다. 그러나 건강은 비가 오나 눈이 오나, 컨디션이 좋건 나쁘건, 우직하게 실행하는 자만이 얻을 수 있는 결실입니다.

현실의 벽은 높디높기에 날마다 걷기 어려운 경우, 최소 3일 이내에 다시 걷는 것을 추천합니다. 우리 인체는 3일72시간의 사이클이 있습니다. 인간이 생존하기 위해서는 항상성을 유지해야 합니다. 여기에는 일정한 체온, 호흡, 심박 등과 더불어 일정한 세포의 생체주기, 일정한 세포 운동 등등 여러 가지가 포함됩니다.

역설적이게도 맨발걷기를 해서 기혈순환이 활발해지고 세포의 활력이 살아났다고 하는 긍정적인 측면이 실상은 기존의 몸 상태의 항상성을 위반한 것입니다. 따라서 우리 몸은 맨발걷기 이전 상태로 되돌리기 위해 노력합니다. 만약 72시간 이내에 맨발걷기를 하지 않으면 항상성을 유지하려는 우리 몸의 적극적인 노력으로 맨발걷기 이전의 상태로 돌아갑니다. 따라서 72시간 이상의 간격을 두면은 뭔가 조금 변했다가 다시 원위치 돌아가 실제로 몸에 변화를 주지 못하고 제자리걸음만 반복하는 것이 됩니다.

우리 몸에서 긍정적인 변화를 끌어내려면 몸이 제자리로 돌아가기 전인 72시간이 가기 전에 다시 맨발걷기를 해야 합니다. 이런 항상성은 몸에서만 작동하는 것이 아니라 마음과 생각에서도 이루어지는 자연스런 현상입니다. 우리의 결심을 3일 이내 원위치시키는 작심삼일作心三日의 작용 역시 같은 사이클이죠.

적절한 강도와 속도

맨발걷기의 속도는 연령과 체력, 건강 정도에 따라 적절하게 조절할 필요가 있습니다. 10분 전후에 손바닥이 붓고 열나는 것을 목적으로 하되, 호흡이 가빠지지 않고 관절과 근육에 과부하를 주지 않는 정도의 속도로 해야 합니다.

손바닥의 부종 정도 역시 개인차가 심합니다. 너무 느릿하게 걷거나 오히려 건강의 격이 완성에 가까운 사람은 손바닥의 부기가 아예 없는 때도 있습니다. 한편으로 손바닥의 부기까지는 쉽게 도달하지만, 부기가 사라지는 것은 너무 오래 걸리거나 90분 이상을 걸어도 쉽게 사라지지 않는 분들도 있습니다. 그러므로 너무 구애받을 필요는 없습니다. 그저 손바닥의 붓고 열나는 감각을 하나의 기준으로 삼고 열심히 하면 됩니다.

손발이 전혀 붓지 않거나 열이 나지 않는다면 활동량이 많아지도록 열심히 팔을 흔들면서 걷거나, 체력이 허락하는 한에서 속도를 좀더 내서 걷는 것도 방법입니다. 또 땀복과 같은 옷을 한 겹 더 입는 것도 좋습니다. 이렇게 열심히 하다 보면 순환이 느린 사람도 끝내는 붓고 뻑뻑한 손바닥을 경험할 수 있습니다.

👣 최소 100일간 계속하기

사람의 심리는 묘해서 맨발걷기를 평생 해야지 하면 오히려 의욕이 나지 않거나 느긋해지면서 미루거나 지속하지 못하게 됩니다. 집중도가 떨어지는 거죠. 따라서 맨발걷기를 시작할 때 목표를 정하고 시작하는 것이 좋습니다.

3개월을 집중하겠다는 시간적 목표이거나, 아니면 질병 치료를 목표로 삼거나, 특정 건강 지표의 달성, 체중 감량 같은 목표를 잡고 하면 됩니다. 연후에 다시 목표를 수정하여 일정 시간 휴식기를 가지거나 혹은 죽 이어서 집중해서 지속해도 좋습니다.

건강과 질병 치유를 목적으로 삼지 않고 일반적인 건강 증진을 목적으로 맨발걷기를 하는 경우, 100일을 목표로 삼기를 추천합니다. 맨발걷기를 하는 것은 몸의 긍정적인 변화를 끌어내기 위함입니다. 충실한 맨발걷기를 실행한 경우, 기혈순환의 활발함, 세포의 활력, 단전의 강화, 세포의 전자기적 안정 등 여러 긍정적인 변화를 이끌 수 있습니다. 그런데 이러한 변화는 기능적인 개선이며 몸 세포의 구조적인 변화까지 이루어진 상태는 아닙니다.

우리 몸의 세포는 대략 60조 개가 있다고 합니다. 이론적으로 60조 개의 세포가 모두 한 번 이상 변할 때까지 맨발걷기를 열심히 하면 됩니다. 그런데 세포의 종류가 다양해서, 세포에 따라 세포분열 주기가 다릅니다. 세분하여 이런 차이까지 고려하면 한도 끝도 없지만, 대강 구분하면 333의 법칙을 따릅니다.

첫 번째는 3일의 주기를 따르는 세포로, 기능적인 변화와 구조적인 변화 주기가 가장 빠른 점막 세포의 변화입니다. 소화기 점막과 호흡기 점막, 눈의 결막이 여기에 속합니다. 점막 세포의 경우 빠르면 3일, 느리면 7일이면 세포분열을 합니다. 따라서 맨발걷기의 효과가 누적된 상태에서 점막 세포가 새롭게 만들어지는 데 필요한 최소시간이 3일입니다.

두 번째는 3주의 주기를 가지는 세포로, 기능적 변화와 구조적 변화가 3주에서 4주 걸리는 세포의 변화입니다. 근육세포로 대표되는 체세포體細胞가 여기에 속합니다. 체세포는 빠르면 3주, 더디면 4주의 시간이 지나면 세포분열이 완성됩니다.

세 번째가 3개월의 주기를 가지는 세포로, 골세포가 여기에 속합니다. 뼈를 기준으로 뼈와 신경세포의 변화주기가 3개월인 거죠. 이러한 변화가 이루어지면 정신까지 한번 변한다고 표현합니다.

결국 우리의 온몸과 정신까지 모두 변하기 위한 어떠한 형태의 노력을 하더라도 3개월은 공을 들여야 하며, 우리나라의 생활 속에 뿌리박힌 '100일 정성'이 이런 사실과 맥을 같이합니다.

맨발걷기를 통해 몸 전체를 뼛속까지 한번 긍정적인 변화를 도모하기 위해서는 최소 100일의 노력이 필요합니다. 그러므로 마음을 내서 맨발걷기를 하려면 '100일은 정성스럽게 열심히 하겠다'라고 결심하고 실행하도록 합시다.

👣 시작과 정리

우리가 운동할 때 일반적으로 공유하는 기본적인 순서가 있습니다. 보통의 운동은 체조와 유산소운동으로 준비운동을 한 후 목적에 따라 근력 강화, 근육 펌핑, 코어 강화 등 다양한 본 운동을 합니다. 또 본 운동이 후에는 정리 운동과 정리 체조를 합니다. 맨발걷기는 본 운동이 유산소운동이므로 가벼운 체조를 준비운동으로 하고 바로 시작하면 됩니다. 그리고 맨발걷기가 끝난 후 정리 체조를 하고, 여유가 있는 경우 족욕을 병행하면 좋습니다.

• 맨발걷기 준비
① 체조나 스트레칭을 합니다. 각자가 알고 있는 체조를 하는 것이 무난한데, 연세 드신 분들께 익숙한 국민체조도 좋고 젊은 분들에게 익숙한 새천년 체조도 좋습니다.

② 적절한 음료 섭취하고 시작합니다. 시원한 생수나 이온 음료를 마시는 것이 무난하며, 한의원에서 처방을 받은 분은 한약을 드시고 맨발걷기를 시작하면 좋습니다.

③ 맨발걷기를 하는 동안 마실 음료를 준비합니다. 맨발걷기를 충실하게 하면 땀이 나면서 수분 공급이 필요하므로, 생수를 기준으로 음료를 준비하고 하는 것이 필요합니다.

• 맨발걷기 후 정리

첫째. 정리 체조를 합니다. 한의학의 관점과 수련의 관점에서는 단전에 기운을 모으는 형태의 체조가 필요합니다. 여러 자세가 있지만 기본은 나와 내 주변의 흐트러진 기운을 단전에 모으기 위한 자세입니다. 손바닥으로 주변의 기운을 가슴으로 모아서 단전으로 내려 보내거나 머리로 모아서 단전으로 내려보내는 형태로 하면 됩니다.

둘째, 맨발걷기 후 즐거운 목욕을 합니다. 맨발걷기를 야외에서 했든 집에서 했든 발바닥에 흙이나 소금이 묻었고 몸에 땀이 날 수 있으므로 목욕합니다. 목욕 자체가 피부의 순환을 촉발하여 맨발걷기의 효과를 더해줍니다. 대부분 사람이 간단하게 샤워 정도로 하는데, 시간 여유가 있으면 족욕을 하는 것이 좋습니다. 족욕이 맨발걷기와 궁합이 좋습니다. 발목을 다쳤다든가 다리에 힘이 없다든가 하여 맨발걷기가 어려울 때는 대신 족욕을 권합니다. 족욕 역시 발에서부터 전신의 기혈 흐름을 원활하게 하는 것으로 맨발걷기의 효과와 유사합니다.

2장

맨발걷기의 시작

01 야외 맨발걷기

제가 맨발걷기를 본격적으로 하게 된 곳은 경기도 고양시에 있는 일산 호수공원의 '맨발마당'입니다. 지압길이 길기도 하지만 타원형으로 되어 있고 다양한 형태의 돌로 되어 있어 무심히 걷다 보면 별로 지루하지 않으면서 시간이 잘 갑니다. 대략 10바퀴 정도 돌면 30분 정도 시간이 지나는데, 여유가 있으면 포장하지 않은 흙길인 메타세쿼이아 길까지 왕복하고 귀가합니다.

이때 다양한 경험을 하였는데, 열감과 발한, 몸의 일체감도 여기에서 경험했습니다. 30분 이상을 걷고 귀가하다 보면 발바닥의 감각이 시원하고 가벼워 구름을 밟는 듯한 느낌이 들곤 합니다.

발바닥 굳은살이 생겼다가 탈락하는 것도 이곳에서 경험했습니다. 호수공원의 맨발마당은 여러 패턴의 돌을 깔아놓은 길로, 발바닥에 부담과 통증을 가합니다. 견딜 만하여 꾸준히 걷다 보니 한편으로는 통증이 마일리지처럼 쌓이고 한편으로는 제 발바닥이 통증에 적응합니다. 발바닥에 굳은살이 두꺼워지는 것이죠.

굳은살이 최고로 두꺼워졌을 때 발바닥에 대략 5mm의 골을 만들었습니다. 점점 두꺼워지던 굳은살이 이즈음에 탈락했는데, 한꺼번에 탈락하는 것이 아니라 부분적으로 탈락했습니다. 그 모습이 뿌듯하면서도 두려움을 느낄 정도로 두꺼운 각질이 탈락했습니다. 각질이 완전히 탈락한 이후에는 발바닥이 부드럽고 탄력 있는 상태로 변하고 돌길을 걸어도 발바닥 통증이 현격하게 줄어들었습니다. 걸을 때 긴장도 사라지고 오히려 기대가 생기기 시작했죠.

이때의 경험을 토대로 환자들이 맨발걷기를 제대로 했는지 체크하는 데 굳은살을 기준으로 합니다. 발바닥이 아파서 도저히 못 하겠다는 분들에겐 제 경험을 말씀드리며 위로하죠.

맨발걷기를 충실하게 하면 모두 각자의 경험을 하리라 봅니다. 실제로 여러 애로사항이 발생하지만 모두 지나가는 과정이고 결국은 긍정적인 결과를 보이므로 의문과 우려가 있으면 문의는 하되 될 수 있는 대로 우직하게 실천하기를 바랍니다.

최근에 저는 주로 실내에서 모래밭을 걷는 것으로 맨발걷기를 합니다. 야외에서 걷는 때는 호수공원의 맨발마당을 주로 이용하고, 여행할 때는 날씨가 무난하면 주차장에 차를 주차한 후 거의 무조건 맨발로 출발합니다. 가장 빈번하게 가는 곳이 주차장에서 산사山寺까지의 길이며, 등산로는 어디든 맨발로 걷습니다.

맨발걷기를 할 수 있는 곳은 다양합니다. 시간이 넉넉하고 주변 환경이 뒷받침되는 분들은 한의학의 경락 자극과 접지의 효과를 동시에 얻을 수 있으면서 몸과 마음을 편안하게 하는 장소를 선택해야 하는데, 제가 추천하는 곳은 다음과 같습니다.

백사장과 등산로가 가장 이상적

첫 번째 추천하는 곳은 바닷가 백사장입니다. 모래를 밟을 때 완만하면서 고르게 이루어지는 발바닥의 접촉으로 균형 잡힌 경락 자극을 받을 수 있습니다. 또 모래가 완충 역할을 하기에 관절이 약한 분, 발바닥이 예민한 분, 족저근막염과 평발 등의 증상이 있는 분들에게 효과적입니다. 더불어 접지의 관점에서 높은 도전율을 가지고 있어 가장 직접적이고 효과적인 접지 환경을 제공합니다. 게다가 물에 대한 근원적인 친근감으로 바다는 우리에게 몸과 마음의 여가와 휴식을 제공합니다.

유산소운동의 관점으로 접근해도 백사장은 훌륭한 장소입니다. 모래 위를 걸으면 운동 에너지를 흡수하여 걸을 때 더 많은 에너지의 생산을 요구합니다. 오래 걸으면 저절로 운동 부하가 걸려서 관절에 부담이 없으면서도 빨리 걷는 효과를 내며 혈액순환을 촉발하는 거죠.

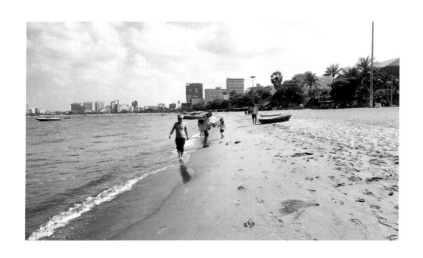

두 번째 추천하는 곳으로 맨발걷기가 가능한 등산로입니다. 우리나라 등산로는 대부분 맨발기가 가능합니다. 하지만 요즘은 지자체에서 둘레길과 함께 맨발걷기 코스를 마련해 둔 곳이 많습니다. 간단하게 발을 씻을 수 있는 곳까지 마련되어 있으니, 시간적 여유가 있다면 맨발걷기와 등산을 병행해 보세요.

등산로를 맨발로 걷게 되면 가장 이상적인 발바닥의 경락 자극을 받을 수 있습니다. 발바닥 전체 면적을 고르게 불규칙한 강도와 간격을 가지고 자극하는 것이라 효과적이죠. 등산로의 특징은 기본적으로 모래, 자갈, 돌, 암반 등이 다양하게 깔려 있고, 또한 나무뿌리와 산에서 유래하는 여러 유기물로 인해 다양한 크기와 모양이 복합되어 발바닥에 복합적인 접촉과 자극을 선사합니다. 접지의 관점으로 보면

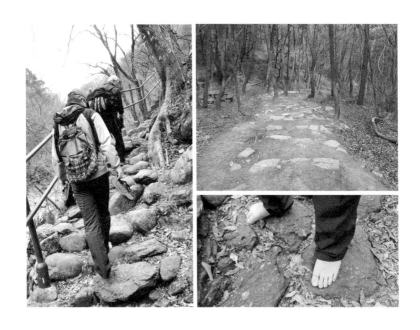

약간 부족하고 불연속성을 가지고 있으나 경락 자극의 넉넉함과 유산소운동의 효율성이 이를 만회하고도 남습니다.

등산은 유산소운동의 관점으로 볼 때도 가장 효과적이라 할 수 있으며, 개인적으로 건강을 위한 최고의 운동이라 생각합니다. 맨발등산이 아니라 하여도 건강에 최고의 운동이 등산이라 말할 수 있습니다. 등산이 가장 효과적인 유산소운동이 되는 이유는 산이라는 자연환경과 올라갈 때 다리의 운동성에 의해 성립합니다. 산의 경사면을 걸으면 근육의 운동 범위를 넓히면서 발가락이 저절로 먼저 땅에 닿는 효과가 중첩되면서 달리는 것에 준하는 운동 부하를 주어 효과적인 유산소운동이 됩니다. 또 기본적으로 맑은 공기를 제공하며 적당한 햇빛과 그늘을 제공하고 심신을 고양하는 풍광을 제공합니다. 환경 측면으로도 운동하기 가장 좋은 곳이며 접지도 적당하게 이루어지는 곳입니다.

맨발등산할 때 절대적으로 주의해야 할 사항이 하나 있습니다. 산을 오를 때는 맨발로 걸어서 올라가더라도 내려올 때는 등산화를 꼭 신고 내려오는 것입니다. 발바닥은 어떠한 곳을 걷더라도 견딜 수 있도록 튼튼하고 질깁니다. 따라서 자연적인 곳은 어지간한 곳을 밟더라도 발바닥에 손상을 입지 않습니다.

물리적인 손상도 발생하지 않으며 바이러스나 세균, 중금속이나 독소 등의 오염물질이 있어도 발바닥은 이겨냅니다. 그러나 발바닥이 딱 하나 약점이 있는데 미끄러질 때는 견디지 못합니다. 따라서 등산하고 정상에 올라갔다가 내려올 때 미끄러지면 발바닥에 상처를 입기 쉽습니다, 그러므로 하산할 때는 욕심을 버리고 등산화를 신고 내려와야 합니다.

가까운 지압길이나 둘레길

많은 사람에게 등산로나 백사장은 장소와 시간이라는 여건이 허락되어야 갈 수 있는 곳입니다. 그다지 멀지 않은 곳에 있다고 해도 시간을 할애하기가 쉽지 않죠. 그래서 집이나 직장 근처에서 가능한 곳을 찾아야 합니다. 일반적으로는 근처 공원의 지압길, 동네 놀이터의 모래밭, 가까운 학교의 운동장, 인근 야산의 둘레길 정도가 여기에 해당합니다.

고양시 일산을 기준으로 보면, 먼저 일산 호수공원의 맨발마당과 메타세콰이어 길이 있습니다. 일산 호수공원 맨발마당은 1995년에 완공된 호수공원의 맨발걷기 공간입니다. 당시에는 맨발걷기 운동을 하는 인구가 극히 적었는데도 200m의 지압길을 조성하여 맨발걷기를 장려했습니다. 그 외에도 메타세쿼이아 길과 매트 길을 만들어 맨발걷기를 할 수 있도록 하였죠. 이외에도 정발산의 어싱로드와 둘레길, 대화천 둘레길, 궁평지 야자매트 길, 안곡습지공원의 황톳길, 고

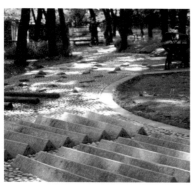
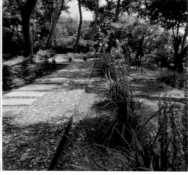

봉산 둘레길 등이 있습니다. 관심을 가지고 살펴보면 주변에 의외로 맨발로 걸을 만한 곳이 많을 것입니다.

가장 가까운 곳은 아파트 단지나 동네에 있는 놀이터의 모래밭입니다. 일산을 기준으로 보면 일산신도시가 건설될 당시 대부분 놀이터를 모래로 만들었습니다. 모래를 밟으며 뛰어놀고 모래놀이도 할 수 있는 아이들의 터전이었죠. 그런데 어느 순간 우레탄과 코르크 재질의 바닥재로 바꾸는 만행을 저질러 아이들에게 자연을 박탈했습니다. 제가 거주하는 아파트도 이러한 시도가 있었는데, '놀이터를 사용하는 아이들이 거의 없는데 왜 공사를 하려 하느냐'는 반대에 직면하여 바꾸지 않은 슬픈 사연이 있습니다. 최근 보도블록을 교체하는 공사를 하면서 조그마하게 반월형 지압길을 조성하였는데 반가우면서 아쉬움을 가졌습니다. 욕심을 내지 않는 범위에서 살펴보아도 원형에 가깝게 만들어서 죽 이어서 걸을 수 있도록 하여야 하는데 반월형으로 만들어 오래 걷지 못하도록 한 것입니다. 이러한 형태는 맨발걷기를 쉽게 그만두게 하며 두 사람만 걸어도 부딪힘이 발생하여 실질적

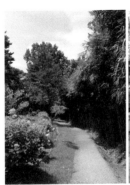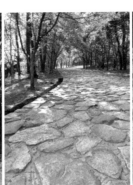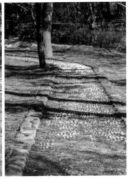

이지 못합니다.

맨발걷기에 관심을 가졌다면 주변에 걸을 수 있는 장소를 찾아서 꾸준하고 우직하게 도전해 보세요. 우직하게 하자는 의미는 춥거나 덥거나 비가 오나 눈이 오나 지속하는 것입니다. 실제로 비 온 다음 맨발걷기의 효과가 좋으며, 겨울에도 햇빛이 비치는 날의 오후에는 맨발걷기가 가능합니다. 물론 추운 겨울날 햇빛이 없거나 그늘지거나 얼음이 녹은 곳에서는 몸을 사려야 합니다. 이왕 한 결심이라 계속하겠다고 마음먹었다면, 이런 날은 어싱양말이나 어싱신발 같은 맨발걷기를 보조하는 제품을 사용해서 추위에 대비해야 합니다.

 가끔은 환상적인 맨발걷기 장소로

사람들은 건강을 위해 다양한 운동을 합니다. 저는 한의사의 운명으로 전통 무술을 수박 겉핥기로나마 배웠고, 선도수련에 입문하여 수련하기도 했습니다. 하지만 유산소운동이 일반인들의 건강에 가장 필요한 운동이라고 생각하고 있습니다. 여러 유산소운동 중에 가장 효과적인 운동이 무엇이냐고 묻는다면, 저는 한 치의 망설임 없이 등산이라 할 것입니다. 등산은 '산기운'이 도와준다는 말로밖에 표현할 수 없는 효과가 있습니다.

① 비온 후 맨발등산
맨발등산은 이런 등산에 환상을 더하는 운동입니다. 맨발등산은 어싱의 꽃이라 할 수 있는데, 어싱의 효과를 확실하게 얻는 경우는 땅이 촉촉할 때입니다. 따라서 비온 뒤 등산할 때 가장 확실한 어싱의 효과를 얻으면서 등산 자체의 건강 효과도 배가 될 수 있습니다. 더불어 옷을 최대한 가볍게 입어 산의 공기와 몸의 접촉을 늘리도록 합시다.

② 바닷물과 모래의 만남

지구와 접지하는 어싱을 다른 말로 표현하면 지구의 물과 접촉하는 것이라 할 수 있습니다. 지구는 암반과 흙이 물로서 연결되어 하나된 도체로, 어싱이란 결국 지구의 물과 하나가 되는 것입니다. 따라서 비온 뒤에 맨발걷기가 효과가 좋고, 황톳길에도 물을 뿌리고 해야 효과가 좋습니다. 특히 바닷가에서 바닷물은 도전율이 가장 높아 어싱의 관점으로만 보면 비교 불허의 명당입니다.

바닷가에서 바닷물에 젖은 모래를 걸으면 어싱 효과와 더불어 경맥의 자극과 유산소운동이 결합된 가장 멋진 건강운동이 됩니다. 여름 해수욕장에서 바닷물에 적셔진 모래밭을 걷거나 무릎 혹은 허리 정도 깊이의 바닷물에서 걷기를 하면 좋습니다.

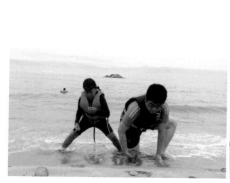
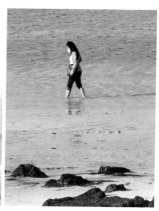

③ 아쿠아워킹

연세가 있으신 환자분들과 허리와 무릎 관절이 안 좋은 분들에게 아쿠아워킹을 권합니다. 이때 핵심은 허리와 무릎에 부담이 없는 범위에서 적당한 경맥 자극이 이루어지는 걷기운동이어야 한다는 거죠. 단, 물의 부력으로 발바닥의 자극은 줄어드나 물의 저항력에 의하여 걷기운동은 좀 더 효과적입니다. 수영장의 물이 이론적으로 99%는 어싱이 되었을 가능성이 있습니다. 그러나 실제로 테스트를 해볼 필요는 있습니다.

④ 목욕에 어싱을 더하다

모든 질병은 파고 들어가면 쉬운 것이 없습니다. 예컨대 아토피 피부염이 그렇습니다. 아토피 피부염을 치료하기 위한 생활 관리로 음식 관리와 더불어 손등에 땀이 날 정도의 유산소운동을 권합니다. 더불어 가능한 경우 냉온욕과 풍욕을 권합니다.

냉온욕은 집안에 냉탕과 온탕이 갖추어야 하기에 현실적인 어려움이 있으며 온천이나 찜질방에 가는 경우 냉온욕을 권합니다. 냉온욕 역시 어싱이 되었을 가능성이 높으나 어싱이 안 되어 있으면 접지코드를 활용하면 좀 더 도움이 될 수 있을 것입니다.

풍욕은 자연에 피부를 노출하여 강화하는 것입니다. 본래 의미는 야외에서 완전한 알몸으로, 당연히 신발도 신지 않고 바람과 접하는 것인데 현실은 간이로 집안에서 문을 열고 풍욕을 시도할 수 있습니다. 이때 어싱이 병행되면 좀 더 완전함을 기할 수 있습니다.

02 실내 맨발걷기

저의 집에는 맨발로 걸을 수 있는 옥돌 지압판과 접지 소금밭 2개가 있습니다. 한의원에는 지압매트 3종(오색돌, 옥돌, 자수정), 자갈 소금밭, 맥반석 돌지압틀, 비닐 돌 지압판 등이 있습니다. 어떻게 하면 실내에서도 맨발걷기를 충실하게 할 수 있을까 하는 부분을 저의 숙제라 생각한 것입니다.

주변에 맨발걷기할 수 있는 장소가 있다고 해도 사계절이 뚜렷한 우리나라 기후의 특성상 1년에 4개월 정도 이용할 수 있고, 부지런히 우직하게 걸어도 6개월 정도만 야외시설을 이용하게 됩니다. 무리하지 않고 맨발걷기하려면 너무 덥지 않으며, 너무 추워 발이 시리지 않아야 하며, 비가 오거나 눈이 오지 않아야 하니까요. 이런 시기는 봄의 4월과 5월, 가을의 9월과 10월밖에 없습니다. 더위와 폭염도 감내하고, 비오는 것도 감내해도 8개월 정도가 한계입니다. 겨울철에도 맨발걷기를 적극적으로 하라고 권하기도 하는데, 보통의 사람들에게는 무리한 일입니다.

그래서 맨발걷기를 꾸준하게 하기 위해서는 집안에서 할 수 있도록 장치를 마련해야 합니다. 이러한 요구로 만들어진 것들로 지압판, 지압매트입니다. 제가 알고 있는 우리나라 맨발지압의 역사는 1990

년부터입니다. 공원이나 아파트 단지의 지압길도 이때부터 만들어졌고 실내용 자갈 타일도 시공하기 시작했습니다. 이 시점부터 여러 가지 지압매트가 판매되었습니다. 돌지압매트, 자갈지압매트로 명명되면서 판매되었는데 현재 제가 가지고 있는 것은 오색돌지압매트, 옥지압매트, 자수정지압매트가 있습니다. 이런 양질의 지압매트가 여러 사정으로 국내에서는 더 이상 생산되지 않고, 현재는 중국산 지압매트가 그 자리를 차지하고 있습니다. 그러나 이런 매트는 경락 자극의 관점으로 보자면 효과적이나 어싱의 관점으로 보면 부족합니다. 경락의 자극과 어싱의 효과를 동시에 만족하는 지압매트는 각자가 만들어야 합니다.

👣 어싱 소금밭

국내에서 생산되었던 양질의 지압매트를 구할 수 없는 상태에서 여러 시행착오 끝에 제가 만든 것은 소금밭입니다. 큰 플라스틱 농산물 상_{자로 검색하세요} 상자에 소금을 넣어 사용하는 것입니다. 상자 크기는 400×500×250mm 이상이 적당하며 여기에 소금 20㎏ 한 포대를 넣어서 만듭니다. 이때 사용하는 소금은 굵기는 자갈소금, 굵은소금, 가는소금이 있으며, 소금 종류로는 천일염과 핑크솔트라고 하는 암염이 있습니다. 무난하게 추천하는 소금은 핑크솔트 굵은 것입니다. 가는 소금을 사용해도 가능하며 자갈소금은 조금 아플 수 있고, 천일염은 간수의 끈끈함과 결정이 핑크솔트보다 약합니다.

이러한 소금밭에 접지한 후 제자리 맨발걷기만 해도 경락의 자극과 땅과의 소통이 무난하게 이루어집니다. 또 맨발걷기 효과를 충분히 발휘하고 발바닥의 통증도 거의 없으며 청소의 번거로움도 없습니다. 이때 접지는 접지되는 콘센트에서 어싱코드를 통해 접지선을 소금밭에 연결합니다. 보통 시중에서 판매하는 어싱코드를 사용해도 되지만 심리적 안정과 좀 더 효과적인 접지를 위해 동판을 연결해 사용하도록 권합니다.

시중에서 구입할 수 있는 동판은 20×70mm의 구멍이 뚫린 과학

실내 소금밭 만들기

① 플라스틱 상자를 구입한다.
   농산물 상자 350×500×150mm 이상의 크기)
② 소금을 구입한다.
   (20kg. 굵은소금, 자갈소금, 천일염, 핑크솔트)
③ 플라스틱 상자에 소금을 넣고 물을 부어 소금을 촉촉하게 적신다.
   (20kg에 1.5L 정도)
④ 이후 접지코드에 연결된 접지봉을 소금 밑에 깔아둔다.

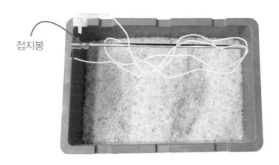

접지봉

실험용 동판과 100×100 혹은 200×200mm의 동판을 구입할 수 있으며, 어싱코드에서 전선 피복을 벗기고 동판과 연결하여서 사용하면 됩니다.

소금물은 도체이지만 소금결정은 부도체이기에 실질적인 접지가 이루어지지 않습니다. 실제로 소금밭 자체는 24mv 정도이고 접지하면 12mv~15mv 정도까지 떨어지지만, 0V에 수렴하지 않습니다. 소금밭에 물을 넣어 도체상태로 만드는데 적절한 농도는 소금 20kg에 물 1.5L 정도를 부어 소금을 물에 적신 촉촉한 상태로 만들어 접지하면 전압이 0V에 수렴합니다. 이렇게 접지한 소금밭이 현재 상태에서 가장 완벽한 실내 맨발걷기 장치라 할 수 있습니다.

소금밭은 하루가 지나면 물이 증발하여 표면이 건조한 고체 상태가 됩니다. 밑에는 수분이 남아 있으므로 추가로 물을 200cc 정도^{종이컵}한 컵 분량 부으면 다시 촉촉한 도체가 됩니다. 매번 물을 조금씩 넣어야 하는 번거로움이 있지만 경락의 자극과 어싱, 발바닥의 노폐물 제거가 가장 효과적으로 이루어지는 실내 걷기 장치라 할 수 있습니다.

🦶 어싱 돌지압판

저는 어싱 붐이 일기 전부터 실내 맨발걷기를 위한 다양한 지압매트들을 사용해 왔습니다. 그러나 국내에서 잘 만들어진 지압매트는 더 이상 없고, 수입품이 대부분을 차지하고 있습니다. 현재 구매할 수 있는 대부분의 지압매트는 발바닥의 경락을 자극하기 위해 만든 제품입니다. 따라서 적당한 지압매트를 사들여 맨발로 열심히 걸으면 충분한 경락의 자극으로 한의학에서 말하는 전신주천이 원활하게 일어납니다. 그러나 접지의 관점으로는 보면 부족합니다.

지압매트는 다양한 종류가 있는데 크게 보면 돌과 나무, 흙, 실리콘, 고무, 플라스틱 등으로 만든 것이 있습니다. 이를 단순하게 나누면, 발바닥 경맥을 자극하는 지압이 목적인 것과 소재의 보이지 않는 효과까지 기대한 것으로 분류됩니다.

단순한 지압을 목적으로 만든 것이 실리콘 제품과 플라스틱 제품입니다. 소재의 보이지 않은 효과까지 기대한 제품으로는 옥과 자수정 제품이 있습니다. 경맥의 자극과 더불어 옥의 기운, 자수정의 기운이 몸으로 유입되어 건강을 도와주길 기대하는 것이죠.

어싱 돌지압판 만드는 방법

① 옥매트를 구입한다.
   (자수정, 자갈, 황토볼 어느 것이나 적당한 크기의 매트)
② 플라스틱 상자를 구입한다.
   (매트가 들어갈 정도 넓이, 높이는 높지 않게)
③ 물을 넣는다. (매트의 돌이 절반 정도 잠기게)
④ 어싱코드를 통해 접지한다.

옥매트

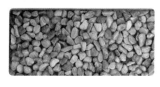
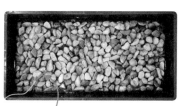

어싱코드

그러나 이 두 종류 모두 접지의 효과를 보기에는 부족합니다. 이런 부족함을 매울 수 있는 방법은 2가지입니다. 하나는 옥매트나 자수정 매트를 플라스틱 상자와 같은 곳에 넣고 물에 잠기게 한 후 접지하는 것입니다. 이렇게 하면 옥과 자수정의 효과를 만끽하면서 경맥의 자극과 어싱이 동시에 이루어지는 가장 이상적인 건강법이 됩니다.

다른 하나는 자갈 매트를 구매한 후 그 위에 어싱매트를 덮어서 사용하는 것입니다. 이 방법은 경락의 자극과 어싱의 효과를 얻되 옥이나 자수정의 효과는 얻지 못합니다. 따라서 이 방법으로 맨발걷기를 하려면 집에 옥이나 자수정 매트가 있는 경우는 그걸 사용하되 새로 구하는 경우는 자갈매트를 구매하면 됩니다. 이 방법은 물을 붓거나 주변 청소가 필요 없어 번거로움이 적습니다. 또 시중에 이를 세트로 판매하는 제품이 나와 있습니다.

어싱 돌지압판 만드는 방법

① 자갈매트를 구입한다.
② 어싱매트를 구입해 자갈 매트 위에 덮는다.

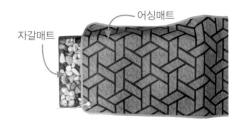

어싱매트

자갈매트

🦶 일반 돌지압판

접지라는 관점이 접목되기 전에는 발바닥의 경락을 자극하는 효과를 위주로 용품이 제작되었습니다. 열심히 걸으면 실질적인 건강 증진 효과를 얻었습니다. 지압판은 돌과 옥, 수정 등을 적당히 배치해 고정하여 발바닥의 경락을 불규칙적으로 자극하도록 만든 것입니다. 특히 옥과 자수정으로 만든 것이 효과가 좋습니다.

① 옥매트

옥의 이미지와 효과는 몸과 마음을 따뜻하게 해준다고 요약할 수 있습니다. 실제로 옥에서는 나오는 파장은 인체에서 나오는 것과 거의 같아서 내분비 계통과 신경의 안정을 주며 몸의 기운을 보충해 줍니다. 또 노폐물을 밖으로 배출시키는 역할을 하여 질병을 낮게 해주는 치유의 효과도 있다고 합니다. 특히 옥의 성분 중 하나인 마그네슘은 인체 세포막 사이의 전해질 이동을 조절하는 각종 효소 및 조효소 역할을 하고, 세포막 전류 발생을 조절해 세포를 구성하는 성분과 상호 공명 증진 작용을 합니다.

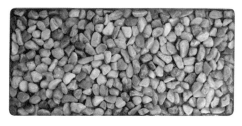

옥매트

옥이 있는 산에서 나는 샘물을 가리켜 옥정수라 하는데, 가장 좋은 물로 꼽는 이유가 이 때문입니다. 산에 옥이 있으면 그 초목이 윤택하고 사람의 몸에 옥을 지니면 그 모발이 검어진다는 말이 있는데, 이는 모두 옥의 기氣가 그 영향을 발하기 때문입니다.

② 자수정매트

자수정의 의미지와 효과는 맑음과 깊음입니다. 자수정은 마음을 진정시키고 고요하게 해주며, 집중력을 높여 깊게 명상할 수 있도록 도와주고 부정적인 생각과 집착을 완화합니다. 또 불면증과 두통을 완화합니다. 체내의 신진대사를 원활하게 해주며 노폐물을 배출시켜 피를 맑게 합니다. 허약해진 심장을 강화하고 각종 진통과 염증에 치유력이 있다고 합니다.

옛날 서양에서는 자수정을 몸에 지니고 있으면 술을 많이 마시더라도 취하지 않는다고 믿었으며 전염병이 피할 수 있다고 여겼습니다. 그러므로 자수정매트는 경락의 자극 효과와 더불어 이런 작용이 일어난다는 심리적인 효과가 있습니다.

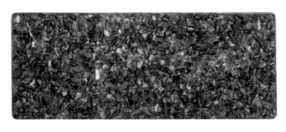

자수정매트

🦶 어싱 족욕

어싱을 집에서 실천할 때 맨발걷기 이외에 능동적으로 할 수 있는 것이 어싱 족욕입니다. 어싱에 족욕의 효과가 결합해 능동적인 효과를 기약하는 것이죠.

족욕은 발을 씻은 후에 족욕기나 대야에 38~42℃의 따뜻한 물을 담고 복숭아뼈 높이까지 발을 담그는 것입니다. 이때 생강오일, 허브 침출액이나 에센셜오일, 소금 등을 넣고 20분에서 40분 정도 시행합니다. 기본적으로는 발과 발바닥의 따뜻한 자극을 통해 혈액순환을 활발하게 유도하면서 노폐물을 제거하는 것입니다. 여기에 어싱을 추가하면 어싱 족욕이 되는 거죠.

어싱 족욕은 여러 사정으로 지압매트나 소금밭을 걷지 못하는 경우 훌륭한 대체품이 되며, 야외에서 혹은 실내에서 맨발걷기를 한 후 보조적인 방법으로 실행하면 맨발걷기의 효과가 배가됩니다.

① 어싱 족욕의 목표

어싱 족욕의 목표는 건강 상태에 따라 달라질 수 있습니다. 치료가 목표인 경우 아픈 부위나 연관된 부위까지 열감 내지 증상의 변화가 드러날 때까지 진행합니다. 초반에는 손발이나 아픈 부위에 아무런 변동이 없는 경우가 많은데 꾸준하게 진행하면 점차 효율이 높아집니다.

건강이 목표인 경우는 발한을 목표로 하는 것이 바람직합니다. 족욕의 특징은 노폐물의 제거와 혈액순환의 원활함입니다. 원활한 혈액순환의 증거가 발한으로 드러났을 때 효과적인 족욕이 이루어진 것입니다. 발한의 순서는 등허리에서 머리, 가슴, 배 순으로 진행되며, 한편으로 팔로 파급됩니다. 최종 목표를 손등에 땀 나는 것까지로 삼으면 효과적인 족욕 효과를 얻을 수 있습니다.

② 족욕의 효과

족욕을 하게 되면 혈액순환이 원활해지며 체내 노폐물이 땀으로 배출되어 수족냉증 치료를 비롯해 피부 건강과 다이어트에 도움이 됩니다. 간단하게 정리하면 다음과 같습니다.

- 혈액순환을 촉진해 피로 해소, 건강 증진을 얻을 수 있습니다.
- 머리를 맑게 해주어 두통, 불면증, 신경쇠약에 효능이 있습니다. 단, 이러한 효과를 얻으려면 머리와 가슴에서 땀이 나는 정도까지

어싱 족욕 방법

① 족욕기나 대야에 물을 넣어 38~42℃의 상태를 만든다. 시작할 때는 너무 뜨겁지 않게 38℃에서 시작하여 42℃까지 높인다.
② 목적에 따라 생강 달인 물, 소금, 녹차 달인 물, 한약, 에센셜오일 등을 첨가한다. 족욕기의 경우 소금은 넣지 않는다.
③ 바닥에 황토볼, 발지압 롤러, 옥돌 등을 넣어도 좋다.
④ 어싱코드를 통해 접지한다.
⑤ 발을 발목 높이(복숭아뼈가 잠기는 정도, 약간 높아도 됨)까지 담그고 20~40분 정도 진행하되, 목표 시간을 정하는 것이 바람직하다.

해야 합니다.

· 체내 노폐물을 배출해 피부미용에 도움이 됩니다. 이를 좀 더 효과적으로 하려면 생강 달인 물과 소금을 넣어 주면 더 좋습니다.

· 원활한 혈액순환과 더불어 심신의 이완되어 뭉친 근육을 풀어주고 근육통과 신경통이 완화됩니다.

· 직접적으로 하지부종, 수족냉증, 전신부종에 도움이 됩니다.

· 궁극적으로 대사기능을 활성화하고 면역력을 증진해 감기 예방, 피로회복, 다이어트에 도움이 됩니다.

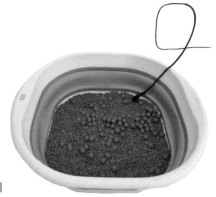

황토볼을 넣은 어싱 족욕기

3장

맨발걷기 보조 도구

제가 주기적으로 맨발걷기를 하기 위해 구매한 제품은 지압슬리퍼입니다. 지압슬리퍼로 실내화를 대신하는 것입니다. 지압슬리퍼가 의외로 다양한 제품이 있어 새로운 제품이 있으면 구매하여 사용하는데, 어느 순간 지압슬리퍼를 검색하는데 어싱신발, 어싱슬리퍼란 검색어가 병행하여 뜨기 시작하였습니다.

처음에는 '어싱이 뭐야. 뭐 있어 보이려고 외국어를 사용하나' 이 정도의 생각을 하였습니다. 이후 '어싱'이라는 책을 접한 후 시중에 나와 있는 어싱제품은 거의 대부분 구입하여 사용해 보았습니다.

어싱의 본래 의미와 이상적인 상황은 실질적으로 땅과 물과 접하는 것입니다. 그러나 현대인들이 실질적으로 어싱하려 할 때 제약이 많습니다. 가까이 흙이 없고, 강가나 바닷가가 너무 멀며 시간이 부족합니다. 따라서 일하는 사무실이나 집안에서 어싱할 수 있는 수단을 찾아야 합니다.

원시인의 경우 어싱은 거의 24시간 지속되는 일상생활이었습니다. 그러나 현대인들의 경우 이러한 삶에서 벗어나 어싱과 단절이 이루어진 상태로 생활하고 있으며, 맨발걷기를 통해 짧은 시간이나마 이를 만회하려 합니다. 그나마 잠시의 맨발걷기마저도 공간적, 시간적 어려운 경우가 많습니다. 특히 우리나라의 경우 계절적 어려움마저 있죠.

어싱의 관점이건 맨발걷기의 관점이건, 모든 건강요법은 우직하고 꾸준하게 실천했을 때 달콤한 과일을 얻을 수 있습니다. 따라서 비가 오거나 눈이 오거나 바람이 불고 폭염이 엄습해도 야외에서 맨발걷기를 하는 것이 필요한데, 장벽을 이겨내도록 도와주는 것이 어싱 보조 제품입니다.

야외에서 맨발걷기를 하는 경우에도 가급적 오랜 시간 동안24시간을 목표로 어싱이 필요하며, 맨발걷기를 못하는 경우 일상생활 속에서 가능한 범위의 어싱을 하는 것이 필요합니다. 보통 사람들의 일상생활인 낮에는 일하고 밤에는 잠을 자는 동안에도 어싱이 가능하도록 도와주는 장비들이 있는데, 이를 적극 활용하면 좋습니다.

 어싱패치

어싱패치란 몸 특정 부위에 어싱패치나 심전도패치를 붙이고 어싱코드를 연결하는 것입니다. 특정 부위의 어싱 효과를 좀더 적극적으로 유도하는 방법으로, 통증부위, 염증부위, 한방의 경혈經穴점에 직접 패치를 붙인 후 접지합니다. 이것은 어싱의 가장 기본적인 효과인 인체 전위가 0V에 이르면서 생체전압이 안정되는 것과 더불어 자유전하가 몸으로 유입되는 효과와 연결됩니다.

자유전하가 몸으로 유입될 때 맨발걷기나 어싱패드를 이용하면 서서히 야금야금 유입됩니다. 질병이나 통증이 있는 특정 부위까지 자유전하가 도달하기에는 시간도 오래 걸리지만 넉넉하게 유입되지 않죠. 따라서 자유전하가 목표 부위에 빨리 많이 유입되도록 목표 지점 또는 그와 연결된 기운의 통로인 경맥에 패치를 붙이고 접지선과 연결하는 것입니다.

현재 이러한 패치를 구할 방법은 3가지가 있습니다. 첫째, 어싱을 목적으로 만들어진 패치로 현재 Earthing.com에서 판매하고 있습니다. 둘째, 우리나라에서는 재활용이 가능한 구리 어싱패치가 판매되고 있습니다. 셋째, 심전도패치를 활용하는 것입니다.

현실적으로 심전도패치를 활용하는 방법이 무난한데, 약간의 수고가 필요합니다. 심전도패치를 위한 어싱코드가 없기에 어싱코드와 심전도 리드선을 구입해 연결해야 합니다. 또 심전도패치의 경우 피부와 접촉할 수 있는 부위의 젤 상태가 어싱을 할 경우 0V에 도달하지 않습니다. 따라서 이를 위하여 약간의 매질을 활용해야 한다. 저는 한의원에서 제조한 연고를 활용하여 연고의 효과와 더불어 0V의 전위를 얻는 일거양득의 효과를 보고 있습니다. 일반적으로는 피부와 밀착도를

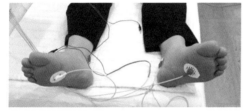

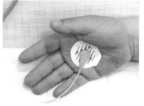

높이면서 피부에 부담이 없는 매질을 구입해 사용해야 합니다.

아울러 어싱패치를 사용할 때에는 네 곳 이상에 부착해야 쉽게 0V 전위에 도달하게 됩니다. 따라서 가정에서 어싱패치를 활용하는 경우, 기본적으로 손바닥 중심인 노궁혈과 발바닥 중심인 용천혈에 붙여 네 곳을 고정한 후 환부나 목표점에 추가로 부착해 활용하면 양호한 효과를 얻게 됩니다.

어싱패치를 부착하고 30분 이상을 유지하면 통증의 경감, 부종의 경감, 경혈점의 치료 목적 등과 같은 원하는 효과를 좀더 직접적으로 얻을 수 있습니다.

 ## 야외에서 어싱을 도와주는 제품들

① 어싱양말

양말에 은사를 넣어서 만든 제품으로, 양말을 신고 발바닥의 보호와 보온이 된 상태에서 맨발걷기를 할 수 있도록 만든 제품입니다. 야외용과 실내·실외 병행 제품이 있습니다.

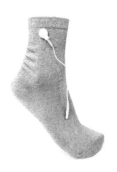

② 어싱신발

어싱신발은 다양한 종류가 있습니다. 덧신 형태인 것과 실리콘 제품에 구멍을 뚫어 어싱이 되기를 기대한 제품, 신발 밑창과 신발 내부를 구리선으로 연결한 제품 등이 있습니다. 신발의 경우 겨울에 보온과 안전에도 필요하며, 봄가을 날씨가 좋은 경우에도 산에서 내려올 때 발바닥 보호를 위해 필요합니다. 어싱신발의 경우 어싱양말과 병행이 필요하며, 현재 어싱스트랩, 어싱운동화, 어싱등산화, 어싱덧신 등으로 출시되어 있고, 신발의 특성상 어싱 제품은 다양한 아이디어와 디자인의 제품이 출시될 것으로 기대됩니다.

③ 어싱스틱

맨발걷기할 때 사용하는 스틱이 있습니다. 일반적인 등산스틱은 가볍고 잡기 편하지만, 어싱이 되지 않습니다. 요즘은 스틱 자체도 어싱이 이루어지도록 금속으로 만들어진 어싱 전용 등산스틱이 있습니다. 어싱스틱을 활용하면 손과 발에서 동시에 이루어지는 어싱의 효과를 누릴 수 있습니다.

어싱스틱 중에는 어싱의 개념조차 모르면서 어싱스틱으로 만들어 판매하는 제품이 있으므로 주의해서 구매해야 합니다. 특히 손잡이와 바닥이 금속으로 이루어져 있어야 하며 전체 스틱도 전도성을 가져야 합니다.

어싱스틱 바닥

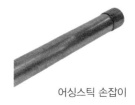

어싱스틱 손잡이

일상생활에서 어싱을 도와주는 제품들

① 어싱매트

일상생활에서 가장 쉽게 오래 접할 수 있는 제품이 어싱매트입니다. 현재 침대시트, 베개시트, 담요, 의자매트, 마우스패드, 요가매트, 다용도 매트 등 여러 종류가 출시되어 있습니다. 초기에는 은사 제품 위주로 구성되었다가 최근에 탄소섬유로 만든 천과 탄소섬유 인조가죽으로 만든 제품들이 출시되고 있습니다.

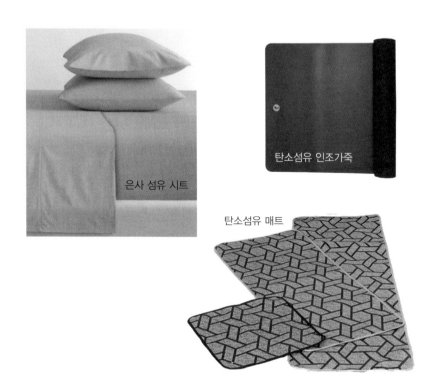

은사 섬유 시트

탄소섬유 인조가죽

탄소섬유 매트

② 어싱밴드

 가장 간편하게 어싱할 수 있도록 만든 제품으로, 보통 손목과 발목
에 사용하고 발등과 허리에 착용하는 제품도 있습니다. 피부와의 접
촉 정도가 관건으로 압박이 적으면서 최대한 밀착이 이루어지는 상태
가 적당하며 스테인레스, 은사. 탄소섬유 등으로 만들었으며 일상생
활에서 간단하게 사용할 수 있습니다.

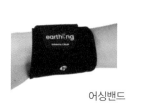

어싱밴드

③ 어싱콘센트와 어싱코드

 실내에서 어싱을 하기 위해서는 콘센트에 접지선이 연결해야 합니
다. 대부분의 주택에 접지선이 들어와 있어 접지형 콘센트로 설치되
어 있지만 거실이나 방에는 접지형 콘센트가 아닌 경우가 많습니다.

 비접지형 콘센트의 경우에도 내부적으로는 접지선이 들어와 있는
경우가 대부분이므로 접지형 콘센트를 구입하여 시공을 하거나 전기
설비업체에 연락하여 설치하는 것이 필요합니다. 집안에 접지선이 들
어오지 않는 특수한 경우, 단독주택이라면 땅에서 직접 접지선을 들
이고, 아파트라면 수도배관이나 난방배관(테스터기로 검사한 후)에서
접지선을 뽑는 방법이 있습니다.

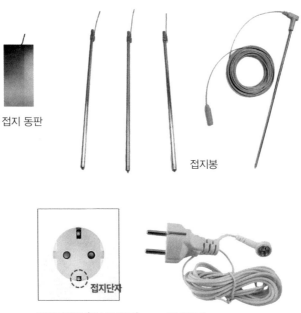

접지 동판

접지봉

접지단자

접지콘센트 (어싱콘센트)　　　어싱코드

④ 어싱 테스터기

어싱 테스터기에는 두 종류가 있습니다. 간이로 접지가 이루어졌는 지를 체크하는 것과 교류전압을 측정해 0v가 이루어졌는지 관찰할 수 있는 전기계측기입니다.

■ ■ ■ 참고 문헌

https://earthinginstitute.net/

https://janeshealthykitchen.com/

클린턴 오버, 스티븐 T. 시나트라, 마틴 주커, 《어싱: 땅과의 접촉이 치유한다》, 김연주 옮김, 히어나우시스템, 2020.

Clinton Ober, Stephen T. Sinatra, Martín Zucker. 《Earthing: the most important health discovery ever!》, Basic Health PUBLICATIONS, INC. 2014.

Robert H. Lowie, 《원시사회Primitive society》, 정동호, 김은아, 강승묵 옮김, 창출판사, 2008.

석문도문, 《석문도법》, 석문출판사. 2011.

소공자, 《온갖 병이 저절로 없어지는 맨땅요법》, 육각시대, 2023.

유르겐 브라터, 《정장을 입은 사냥꾼》, 이온화 옮김, 지식의숲, 2009.

한동석, 《宇宙變化의 原理―陰陽五行原理》, 행림출판, 1985.

KOTRA 지음, 《2015 한국을 뒤흔들 12가지 트렌드―'안티 카페'에서 '맨플루언서 마케팅'까지》, 알키, 2014.

사키타니 히로유키, 《원시인식사법》, 박유미 옮김, 삼호미디어, 2013.

권용철, 《우리 몸은 아직 원시시대》, 김영사, 2017.

조지프 캠벨, 《신의 가면 I : 원시 신화》, 이진구 옮김, 까치글방, 2003.

안영기 편, 《경혈학총서: 칼라 경락해부도》, 성보사, 2002.

최용태 외, 《鍼灸學》, 집문당, 1988.

박동창 지음, 《맨발 걷기가 나를 살렸다》, 국일미디어, 2023.

오영철 지음, 《맨발걷기의 급소―남들은 낫는데 나는 왜 안될까?》, 오와이씨북스, 2023.

된장취이 스튜디오, 《원시인의 하루―오늘은 어디서 잘까? 오들오들 너무 추워! 어떻게 도구를 만들까?》, 김영미 옮김, 서울문화사, 2022.

와타나베 쇼, 《기적의 니시 건강법》, 강호걸 옮김, 태웅출판사, 2004.

김공빈, 《동의보감―내경편 강의》, 현동, 2009.

권택환, 《맨발학교 권택환의 맨발혁명》, 한국교육방송공사(EBS), 2023.

배병철, 《基礎 한의학》, 성보사, 2000.

임문택, 《몸의 끝에서 생각이 시작되다―맨발걷기》, 바이스, 023.

김도남, 《맨발걷기―한국인을 위한 맞춤형 어싱 솔루션》, 씽크스마트 책 짓는 집, 2023.